DE LA

SYPHILIS DE L'OREILLE

(ÉTAT ACTUEL DE NOS CONNAISSANCES)

PAR

G. JÉGU

Docteur en médecine de la Faculté de Paris,
Lauréat de l'École de médecine d'Angers,
Lauréat des hôpitaux de la même ville.

PARIS

NOUVELLE LIBRAIRIE MÉDICALE ET SCIENTIFIQUE

ANCIENNE ET MODERNE DE

JACQUES LECHEVALIER

23, Rue Racine, 23

(Près l'Odéon et l'Ecole-de-Médecine)

1884

DE L'A

SYPHILIS DE L'OREILLE

(ÉTAT ACTUEL DE NOS CONNAISSANCES)

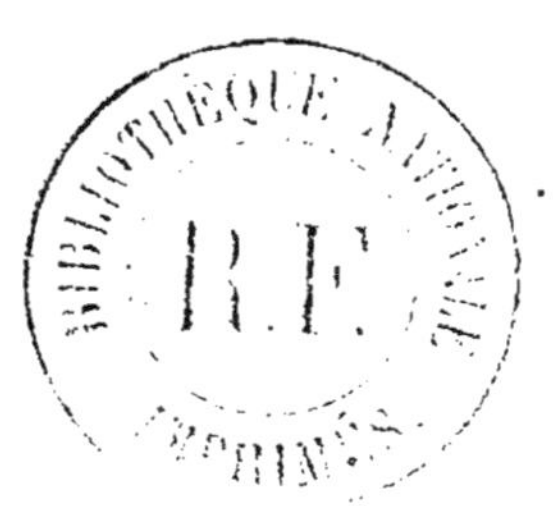

PAR

G. JÉGU

Docteur en médecine de la Faculté de Paris,
Lauréat de l'École de médecine d'Angers,
Lauréat des hôpitaux de la même ville.

PARIS

NOUVELLE LIBRAIRIE MÉDICALE ET SCIENTIFIQUE

ANCIENNE ET MODERNE DE

JACQUES LECHEVALIER

23, Rue Racine, 23

(Près l'Odéon et l'Ecole-de-Médecine)

1884

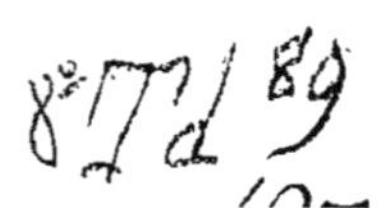

A M. LE PROFESSEUR FOURNIER,

Médecin de l'hôpital Saint-Louis,
Chevalier de la Légion d'honneur.

A MON MAITRE

M. LE DOCTEUR E. MÉNIERE,

Chevalier de la Légion d'honneur.

DE LA

SYPHILIS DE L'OREILLE

(ÉTAT ACTUEL DE NOS CONNAISSANCES)

AVANT-PROPOS.

En suivant le dernier concours pour l'agrégation en médecine, nous eûmes l'heureuse fortune d'assister aux intéressants débats que fit naître la remarquable thèse de M. Albert Robin sur les *Affections cérébrales consécutives aux lésions non traumatiques du rocher et de l'appareil auditif*. L'impression que nous causèrent l'argumentation serrée de M. Quinquaud sur cette page généralement peu connue de la pathologie interne et la brillante défense de M. Robin fut vive. La part étiologique importante qui, parmi les causes dont relève le développement de cette catégorie d'affections cérébrales, était faite à la syphilis, frappa surtout notre attention.

« La syphilis, dit, en effet, M. Robin, aurait sur l'oreille interne une prédilection marquée. L'affection qu'elle produit serait caractérisée par une surdité qui survient et croît rapidement, et qui s'accompagne de vertige, de nausées et d'incertitude de la marche. Politzer donne comme caractéristique des lésions syphilitiques du labyrinthe, la diminution ou la disparition rapide de l'audition par les os du crâne. Les lésions sont ordinairement localisées dans le labyrinthe, mais parfois elles sont précédées ou accompagnées d'un catarrhe de la caisse. Cette syphilis du labyrinthe serait une des manifestations tardives de la syphilis héréditaire et coïnciderait souvent avec une kératite parenchymateuse. Mais, dans un très grand nombre de cas, il est très difficile de déterminer si le vertige ou les accidents cérébraux, tels que troubles intellectuels, céphalalgie, etc., proviennent d'une lésion centrale ou labyrinthique. »

Nous nous sommes demandé s'il ne devait pas y avoir intérêt et utilité à recueillir et à grouper les matériaux qui pourraient favoriser et hâter la solution d'un problème dont M. Robin, en présence des éléments considérables de sa thèse, ne pouvait qu'indiquer les termes. C'est dans ce but que nous avons commencé nos recherches.

Dans les traités classiques, que nous avons consultés, l'influence de la syphilis sur les affections qui atteignent les différentes parties de l'oreille est signalée; mais la part est loin d'en être rigoureusement déterminée. La plupart des syphiliographes et des otologistes, pendant ces dix dernières années principalement, ont publié sous forme de notes éparses, dans des journaux, dans des revues périodiques, des cas de syphilis auriculaire. Mais, ce sont des faits isolés, et les travaux d'ensemble sur cette question sont rares.

Les diverses manifestations de la syphilis sur l'oreille semblent encore inconnues du plus grand nombre des médecins. Lorsque l'on rencontre des troubles auditifs dans le cours d'une infection syphilitique, il est rare que l'on songe à les expliquer par la possibilité d'une origine spécifique, et, le plus habituellement, on ne voit qu'une coïncidence dans la réunion de ces deux ordres de phénomènes, sans y soupçonner un rapport de cause à effet.

Est-il toujours possible de déterminer les symptômes caractéristiques d'une affection syphilitique auriculaire? L'anatomie pathologique et la pathogénie, dans les lésions profondes de l'oreille, restent obscures, il est vrai; mais, il est des particularités cliniques que l'on peut, dans l'état actuel de la science, considérer comme des preuves à peu près certaines du caractère spécifique de la maladie et qui, à ce titre, méritent de fixer l'attention.

Indépendamment des lésions de l'oreille interne, il est des accidents dont l'oreille moyenne est fréquemment atteinte à la suite des angines syphilitiques. Il en est d'autres qui frappent l'oreille externe, tout à fait analogues aux manifestations de la diathèse syphilitique sur le reste de la surface cutanée. Enfin, un véritable cortège de troubles auditifs accompagne parfois la syphilis cérébrale, le plus souvent dans sa période initiale, quelquefois à une période plus avancée de son évolution.

Nous nous proposons de passer en revue les accidents nombreux et variés qui frappent les parties constituantes de l'oreille dans le cours de la syphilis, soit acquise, soit héréditaire; de les étudier surtout au point de vue clinique; d'analyser les principaux faits observés jusqu'ici; de donner aussi fidèlement que possible, sur cette intéressante question, l'état actuel de la science. Nous joignons à notre travail celles des observations déjà publiées qui ont une importance fondamentale, de plus, quelques observations inédites. Nous avons tenu à reproduire *in extenso* un certain nombre d'observations étrangères fort importantes, fort curieuses, que l'on ne connaît en France que par des résumés plus ou moins exacts et que nous avons traduites ou fait traduire.

M. Fournier a bien voulu nous aider de ses bienveillants conseils, et mettre obligeamment à notre disposition sa riche et précieuse collection d'observations dont quelques-unes se rattachaient à notre sujet. Nous prions M. le professeur Fournier d'agréer l'hommage de notre profonde reconnaissance, et pour sa haute bienveillance et pour l'honneur qu'il nous fait en acceptant la présidence de notre thèse.

Enfin, nous adressons à notre maître, M. E. Ménière, l'expression de notre vive gratitude pour ses bons conseils et l'amitié qu'il veut bien nous témoigner.

HISTORIQUE.

L'influence du mal vénérien sur les organes de l'ouïe a été signalée depuis longtemps. Il faut remonter, d'après M. Lancereaux (1), jusqu'au seizième siècle pour en trouver la première mention. Fallope (2) parle de bourdonnements d'oreille dus à la syphilis. Ambroise Paré (3) rapporte que « les vérolés vexés de la grosse vérole perdent l'ouïe par une grande douleur à la tête. » Boerhaave (4) cite le cas d'un individu qui, dans le cours d'une syphilis, fut atteint tout à la fois de surdité et de cécité.

Van Swieten (5) pense que certains ulcères du pharynx peuvent déterminer la cophose; « quelquefois, ajoute-t-il, ces ulcères, qui s'étendent lentement suivant leur coutume, parcourent toute la longueur de la trompe d'Eustache et détruisent complètement l'oreille interne. Un ichor dégoûtant s'écoule par l'oreille chez ces malheureux, dont la gorge a été rongée à ce point par cette cruelle maladie. »

Pour Astruc (6), « la vérole cause quelquefois la dureté d'ouïe et même la surdité, soit parce que les osselets ont été détruits par la carie, ou du moins, parce qu'étant enflés, ils sont devenus incapables d'exécuter leurs fonctions ordinaires, soit parce que les nerfs acoustiques sont ob-

(1) Lancereaux. Traité de la syphilis, Paris, 1866 et 1873.

(2) Gabriel Fallope. De morbo gallico tractatus, Patavii apud Lucain Bertellum, 1564, cap. 97 à 98.

(3) A. Paré. Œuvres complètes, livre XIX, ch. XI, p. 467, Paris, 1585.

(4) Cité par Lancereaux.

(5) Cité par Lancereaux.

(6) Astruc. De morbis venereis, t. 1, lib. IV, cap. I et III.

strués par des esprits trop grossiers ou comprimés par des artères dilatées, par des nodus ou des ganglions formés auprès, par des exostoses survenues dans les os qu'ils traversent. »

En 1869, Leschevin (1) publiait l'observation d'un jeune homme de 27 ans, syphilitique, qui fut pris d'abord de douleurs fort aiguës dans l'oreille droite, puis d'un écoulement sanieux par le conduit auditif du même côté et succomba à la suite d'accidents cérébraux. On trouva à l'autopsie une carie du rocher.

Swediaur (2) attribue la surdité syphilitique à des altérations des os, à des abcès du cerveau ou à des ulcères qui affectent les orifices des trompes d'Eustache. Sous la même influence, B. Bell (3), a observé des éruptions pustuleuses du méat auditif externe.

D'après Itard (4), la syphilis serait une des causes les plus fréquentes de la surdité; elle agirait en provoquant, tantôt un écoulement du méat auditif, tantôt des ulcérations des trompes d'Eustache. Mais, pour cet auteur, la surdité ne survit pas à l'extinction de la maladie vénérienne, « à moins que l'ulcération ou la carie n'ait porté ses ravages dans l'oreille interne. » Il cite l'observation d'un homme qui, depuis longtemps syphilitique, présentait une ulcération sur le pilier postérieur gauche. L'oreille du même côté était affectée d'une surdité plus intense le matin quand cet homme s'éveillait et qui diminuait lorsqu'il s'était mouché plusieurs fois, qu'il s'était gargarisé et que par des efforts d'expulsion il avait détaché « du fond

(1) Leschevin. Mémoires de l'Académie de chirurgie, 1869.

(2) Cité par Lancereaux.

(3) Benjamin Bell. Traité de la maladie vénérienne et de la gonorrhée virulente. Trad. Franç., par Bosquillon, 1802, t. II, p. 200.

(4) Itard. Traité des maladies de l'oreille et de l'audition, 1821.

de sa gorge une matière épaisse, jaunâtre, fétide, mêlée de stries de sang. » L'ulcère se cicatrisa sous l'influence d'un traitement hydrargyrique, et sa guérison fut immédiatement suivie de la disparition de la surdité.

En 1844, P. Ménière (1) émettait cette opinion que, dans certaines pharyngites chroniques, accompagnées de surdité et rebelles aux divers moyens de traitement ordinairement employés, la surdité pouvait très bien être sous la dépendance de la syphilis. Il avait en outre remarqué qu'à la suite de la syphilis il survenait parfois dans le périchondre de l'oreille un épaississement très notable. Dans quelques cas le temporal d'un côté lui avait paru épaissi et hypertrophié; il avait même constaté que par le gonflement du rocher le nerf de la septième paire était atrophié, et il rapportait à cesdifférentes lésions la surdité observée par lui dans ces cas.

Triquet (2) regarde la syphilis comme une cause assez fréquente de la surdité, il l'aurait vue, dans un cas, provoquer une otorrhée. Il admet, d'ailleurs, une forme d'otite syphilitique à début insidieux et à évolution lente, caractérisée par la présence de pustules ayant leur siège sur la membrane du tympan dont elles peuvent amener la perforation.

Lagneau, dans les *Maladies du système nerveux* qui paraissent en 1860, consacre un chapitre aux troubles de l'audition d'origine syphilitique. Il admet que le nerf auditif peut être lésé dans les tumeurs ou les épanchements de la base du crâne; les troubles auditifs peuvent encore être produits par la carie ou la nécrose des os du voisinage, par

(1) Gazette des hôpitaux, 1844, p. 351.
(2) Triquet. Maladies des oreilles, 1857. Journal de médecine et de chirurgie pratique, juillet 1863.

une obstruction de la trompe d'Eustache, par des papules des conduits.

Les faits, signalés jusqu'ici, relevaient de la syphilis acquise. C'est alors que Jonathan Hutchinson (1) marqua le début d'une nouvelle période dans l'étude de la syphilis de l'oreille. A l'illustre chirurgien anglais revient l'honneur d'avoir le premier exposé, dans un mémoire demeuré célèbre, les accidents des yeux et de l'oreille dans la syphilis héréditaire. Les travaux de Hutchinson appellent bientôt l'attention des syphiliographes, des otologistes, des chirurgiens vers les manifestations du mal vénérien sur l'oreille.

Lancereaux, dans son *Traité de la syphilis*, consacre un chapitre aux lésions spécifiques de l'oreille. Après un exposé historique, il examine l'état de la science sur cette question et il en résume ainsi les principales donnnés : «Le conduit auditif externe et la trompe d'Eustache deviennent quelquefois le siège d'éruptions papuleuses ou ulcéreuses pouvant gêner plus ou moins les fonctions de l'organe. Ces éruptions, qui font généralement partie de la période secondaire, ne diffèrent pas des manifestations syphilitiques de la peau et des muqueuses. L'oreille moyenne, l'oreille interne et le nerf auditif, bien que susceptibles de modifications primitives ou directes, sont le plus souvent peut-être affectés par suite d'une altération du rocher...»

Schwartze (2) ramène les affections syphilitiques aux formes suivantes :

1° Syphilides ulcéreuses des conduits;

(1) Hutchinson. A clinical mémoir on certain diseases of the eye and the ear consequent in inherited syphilis. London, 1863.

(2) Schwartze. Archiv. fur Ohrenheilkunde, band. II, p. 225, 1869.

2° Catharre aigu de l'oreille moyenne;

3° Périostite chronique de la caisse;

4° Otite moyenne héréditaire ou acquise, analogue aux lésions non spécifiques;

5° Otite interne primitive.

La même année, Virchow (1) exprime ainsi son opinion sur la syphilis de l'oreille : « D'après Hutchinson, il est possible que beaucoup de cas de surdité doivent se rapporter à des lésions syphilitiques des nerfs auditifs et de l'oreille interne; mais, il n'existe pas de démonstration positive de cette opinion. Cependant, on ne peut pas douter que des tumeurs gommeuses de la base de l'encéphale ou du crâne n'atteignent aussi le nerf auditif; d'un autre côté, j'ai déjà montré qu'il existait des suppurations dans la caisse du tympan et des rétrécissements de la trompe d'Eustache; on connaît, de plus, depuis longtemps, une carie syphilitique du rocher; mais là se bornent nos connaissances sur ce point. »

En 1870, Gruber (2) fait paraître une étude assez complète de la syphilis de l'appareil auditif. Nous aurons à y relever des faits intéressants au cours de notre travail.

Dans ces dix dernières années, les faits de syphilis auriculaire se multiplient; les discussions scientifiques s'engagent sur les questions obscures de siège, de pathogénie.

En Amérique, Knapp (3) publie une remarquable observation de vertige syphilitique de Ménière. Saint-John Roosa (4) rapporte quatre cas de syphilis du labyrinthe qu'il attribue à une lésion du nerf acoustique. Il combat les idées

(1) Virchow. Pathologie des tumeurs, Trad. franç. t. II, p. 456, 1869.
(2) Wien. medizin Presse, p. 8, 55, 121, 185 ; 1870.
(3) Archiv. of ophthalmol. and otolog., 1871.
(4) Reports of the first congress of the internat. Society, New-York, 1877.

de Sexton, pour qui la surdité brusque des syphilitiques est due à des lésions de l'oreille moyenne, et résume ainsi les caractères de cette surdité :

1° L'affaiblissement notable de l'ouïe, qui survient brusquement en l'absence de lésions appréciables de l'oreille externe et moyenne qui n'est pas modifiée par le traitement mécanique.

2° Surdité totale ou presque totale, impossibilité de percevoir certains sons.

3° Diminution de la perception du diapason par les os du crâne, perception meilleure par la voie aérienne que par la voie osseuse.

4° Amélioration, ou même guérison, par une médication mixte énergique des affections syphilitiques du labyrinthe traitées dès leur début.

5° Corrélation entre les faits cliniques et le résultat des recherches anatomo-pathologiques, quelque peu nombreuses qu'elles aient été.

Ajoutons encore les noms de Kipp, de Sturgis, de Webster, dont nous reproduirons plus loin les intéressantes observations.

En Angleterre, Peerce (1) communique au Congrès de Londres, dans la séance du 8 août 1881, un mémoire sur les lésions de l'appareil auditif dans la syphilis congénitale ou acquise. Il signale des éruptions secondaires, des catarrhes de la caisse, des troubles labyrinthiques ou nerveux, la fréquence cinq fois plus grande de la syphilis héréditaire chez la femme que chez l'homme.

En Autriche et en Allemagne, avec Schwartze et Gruber nous devons citer Politzer, Moos, Urbantschisch, de

(1) Peerce. The specialist. (nov.-déc. 1880). Congrès de Londres, séance du 8 août 1881.

Trœlsch qui, soit dans des revues, soit dans des traités d'otologie, publient sur cette question les résultats de leurs recherches.

En France, Ladreit de Lacharrière décrit, en 1875, dans les Annales des Maladies de l'oreille et du larynx, une otite aiguë syphilitique, propre à la période secondaire.

En 1878, Guerder (1) résume dans un article intéressant les acquisitions de la science sur la syphilis de l'oreille. La même année, Desprès fait paraître une note sur plusieurs cas de plaques muqueuses des conduits auditifs.

M. Fournier, dans ses *Leçons sur la syphilis chez la femme*, décrit à son tour les syphilides du conduit auditif et signale particulièrement les syphilides pharyngées comme une cause assez fréquente et généralement peu connue de troubles de l'audition. Dans ses leçons sur la *Syphilis du cerveau* et l'*Ataxie locomotrice d'origine syphilitique*, des troubles auditifs, parfois assez intenses pour présenter tous les caractères de la maladie de Ménière, sont également signalés à la période initiale de ces deux modalités nerveuses de la diathèse spécifique. Enfin, dans une série de très intéressantes et très remarquables leçons que M. le Professeur Fournier vient de consacrer à la syphilis héréditaire tardive, le maître éminent de l'hôpital Saint-Louis a appelé l'attention sur les accidents de l'oreille qui sont un des signes les plus constants de l'hérédité syphilitique. C'est surtout à ces leçons que nous empruntons les principaux éléments de notre chapitre IV ; nous y joignons comme pièces justificatives, les observations de malades que nous avons pu voir pendant plusieurs mois dans le service de M. Fournier.

(1) Guerder. L'otologie dans les dix dernières années. Annales des maladies de l'oreille et du larynx, t. IV, p. 95 et suiv.

Tout récemment, M. Bruncher (1) a fait paraître à Nancy, sur les lésions syphilitiques de l'appareil auditif, un travail fort intéressant qui marquera dans l'histoire de la syphilis de l'oreille. Bien que nous ne devions pas toujours être d'accord avec lui, nous aurons souvent à le citer.

Enfin, M. Baratoux vient de commencer dans la *Revue mensuelle de laryngologie, d'otologie et de rhinologie* (2), une étude de la *Syphilis de l'oreille*, dont il n'a encore publié qu'une partie de l'historique.

La question de la syphilis de l'oreille, bien que les lésions profondes restent encore enveloppées d'une profonde obscurité, constitue donc une véritable actualité.

(1) Bruncher. Essai sur les lésions de l'appareil auditif dans la syphilis congénitale et acquise. Thèse inaugurale, Nancy, 1883.

(2) 1er octobre et 1er novembre 1883.

DIVISION.

Les accidents spécifiques de l'appareil de l'audition se rencontrent :

1° Dans la syphilis acquise;

2° Dans la syphilis héréditaire.

Ils atteignent les divers organes qui composent le sens de l'ouïe, à savoir :

1° L'oreille externe;

2° L'oreille moyenne;

3° L'oreille interne.

Les manifestations de l'oreille externe et moyenne se présentent aux trois périodes de la syphilis acquise; elles correspondent assez exactement à la division de l'étude de la syphilis, division basée sur l'ordre d'apparition des accidents propres à cette diathèse.

D'autre part, les troubles auditifs, qui ont pour siège le labyrinthe et l'appareil nerveux, sont susceptibles de se développer tantôt à la période secondaire, tantôt à la période tertiaire. Cet ordre d'accidents ne nous semble pas se rattacher plus particulièrement à l'une de ces périodes. Nous ne croyons donc pas devoir prendre, comme base de la division de cette étude, celle fondée sur l'époque d'apparition des différentes manifestations auriculaires de la syphilis. Nous préférons suivre l'ordre qu'adoptent généralement les auteurs pour étudier l'anatomie et la pathologie de l'oreille, c'est-à-dire procéder des parties superficielles vers les parties profondes, et nous établissons la division suivante :

I. Syphilis acquise.

- Accidents de l'oreille externe.
  - 1° initial.
  - 2° secondaires.
  - 3° tertiaires.
- Accidents de l'oreille moyenne.
  - 1° initial.
  - 2° secondaires.
    - 1° Par voisinage de lésions pharyngées.
    - 2° Sans lésion de voisinage.
  - 3° tertiaires.
- Accidents de l'oreille interne.
  - 1er groupe.
    - 1° Par lésion directe du labyrinthe.
    - 2° Par propagation de lésions de l'oreille moyenne.
    - 3° Par lésions osseuses.
  - 2e groupe.
    - Nous rattachons à l'étude des accidents labyrinthiques les troubles de l'audition par lésion intra-crânienne.

II. Syphilis héréditaire.

1° Accidents secondaires, par voisinage de lésions pharyngées.

2° Accidents primitifs, par lésions directes.
  - 1° Otite moyenne suppurée.
  - 2° Surdité profonde.

CHAPITRE PREMIER.

Accidents de l'oreille externe.

I. Accident initial.

Existe-t-il, dans la science, des observations de chancre syphilitique de l'oreille?

Quelque extraordinaire que puisse paraître le développement de l'accident initial de la syphilis sur une région aussi peu familière aux agents habituels de la contagion que le pavillon de l'oreille, nous devons en admettre, *a priori*, la possibilité. Il est de connaissance vulgaire que « le chancre syphilitique est une graine qui peut germer partout, sur tous les terrains où le hasard la dépose» Ricord). Voyons, toutefois, si les faits cliniques vont répondre à la théorie.

Les nombreux auteurs, dont nous avons consulté les statistiques sur le siège des chancres extra-génitaux, ne font pas mention de l'oreille. Gruber (1) en parle, mais pour dire que l'accident primitif ne paraît pas s'y être rencontré. C'est dans les leçons cliniques de M. le professeur Fournier sur la syphilis que nous voyons, pour la première fois, l'oreille signalée parmi les « localisations insolites et surprenantes » du chancre. C'est aussi dans le service de M. Fournier, à l'hôpital Saint-Louis, que se sont présentés les deux cas dont nous relatons les observations.

(1) Loc. cit.

Observation 1.

Hulot. Chancres extra-génitaux. (Annales de dermatologie et de syphiligraphie, 1879, p. 29.) Chancre de l'oreille. Ganglions satellites. Roséole. Syphilides scrotales. Plaques opalines des amygdales.

Le nommé Mar..., tonnelier, 21 ans, se présente le 3 novembre 1877, dans le service du Dr Fournier, salle Saint-Louis, n° 57, à l'hôpital Saint-Louis.

Cet homme certifie n'avoir jamais eu aucune affection vénérienne. Depuis environ trois mois, il a le corps couvert de boutons dont le plus grand nombre sont aujourd'hui à l'état de taches grandes comme de fortes lentilles et ont une couleur brunâtre. Ces boutons lui auraient provoqué, nous dit-il, de fortes démangeaisons, surtout dans le dos. Sur les épaules et un peu dans le dos on trouve en effet un certain nombre de boutons écorchés et de coups d'ongle, aisément expliqués du reste par une phthiriase intense. Mais pourquoi ces boutons ne sont-ils pas tous également prurigineux ? Un d'entre eux, dont l'origine remonte au début de l'éruption parasitaire, c'est-à-dire à environ trois mois, a suivi une marche tout à fait différente des autres ; il s'est régulièrement développé pendant que les autres se seraient successivement effacés. Situé à gauche, au-devant de l'oreille, en arrière de la branche montante du maxillaire, immédiatement à la base du tragus, le bouton écorché fréquemment s'est peu à peu transformé en une grande ulcération de forme ovalaire, à grand diamètre vertical et offrant environ les dimensions d'une amande. Sous une croûte brunâtre, palissandre, à fleur de peau et que l'on fait tomber au moyen d'un cataplasme, on trouve un chancre syphilitique des mieux caractérisés par son aspect chair musculaire, piqueté de sang veineux, par sa petite couenne grisâtre adhérente, presque centrale, mais un peu rapprochée de la base du tragus ; par son aréole violacée, par sa zone inflammatoire très étroite et sa base indurée, chondroïde, élastique, très bien limitée au-dessous de la lésion. Sous l'apophyse mastoïde correspondante, on trouve plusieurs ganglions un peu engorgés, durs et indolents, une véritable pléiade ; de plus les ganglions trapézoïdiens gauches, sous-maxillaires et inguinaux des deux côtés sont également atteints. Depuis cinq semaines, le malade porte au scrotum des syphilides papulo-érosives encore humides. Depuis une quinzaine de jours, il souffre de la gorge en mangeant. Plaques opalines sur les amygdales.

L'étiologie a été impossible à préciser. Il est seulement probable qu'un bouton ou une écorchure ont été, au début de la phthiriase, la porte d'entrée de la syphilis. Mais, d'après les vagues renseignements obtenus, il ne nous est pas permis de dire si la contagion a été directe ou indirecte.

OBSERVATION II (Inédite).

Communiquée par M. Lavergne, interne des hôpitaux.

Chancre syphilitique du lobule de l'oreille. Accidents secondaires multiples.

Ph. L..., 26 ans, serrurier, entre le 15 janvier 1883, salle Saint-Louis. Son père et sa mère sont bien portants ; ils n'ont jamais eu de maladies vénériennes. Le malade a eu des maux d'yeux dans son enfance, la fièvre typhoïde à 4 ans, la variole à 5 ans. Depuis, il s'est bien porté. Il n'a jamais eu ni rhumatismes, ni fièvres intermittentes. Habituellement, il boit au moins trois litres de vin par jour, et « quelques » petits verres le matin avant de commencer sa journée. Absence de tout antécédent syphilitique jusqu'au jour où il a contracté la maladie qui l'amène à l'hôpital. Trois blennorrhagies : la dernière date de 1879.

Il nous raconte que, le 25 octobre dernier, se trouvant à la foire de Ménilmontant, après des libations trop copieuses, il s'est pris de querelle avec un « lutteur » et s'est battu avec lui. Dans la lutte, son adversaire lui a emporté, d'un coup de dent, un morceau de l'oreille gauche. La plaie a beaucoup saigné, pendant une demi-heure environ. Il se rendit chez un pharmacien qui pansa la blessure avec un baume calmant. Le malade renouvela le même pansement pendant cinq jours. Au bout d'une semaine la plaie était cicatrisée ; mais il restait encore une « croûte » dont le malade ne se préoccupa plus pendant trois semaines. Au bout de ce temps, après avoir gratté cette croûte, il vit la plaie se rouvrir, fournir un suintement peu abondant et, suivant sa propre expression, « manger tout autour d'elle ». Il se contenta d'appliquer dessus des compresses d'eau de guimauve, et ne consulta pas de médecin.

La plaie « ne mange plus » depuis une vingtaine de jours : mais depuis cette époque, de nombreux boutons ont apparu sur le corps, débutant par le dos. En même temps, il a commencé à avoir des maux de gorge.

Etat actuel. — 16 janvier 1883. L'oreille gauche, dans son tiers inférieur, le sillon auriculo-temporal, l'apophyse mastoïde, la partie supérieure de la région sterno-mastoïdienne sont en partie masqués par un vaste chancre phagédénique. Du côté de l'oreille, la moitié du lobule, la terminaison de l'hélix et de l'anthélix ont été détruits, et une profonde ulcération a rongé jusqu'au tragus. Passant ensuite sur la face postérieure du pavillon, l'ulcération se prolonge de 3 centimètres environ au delà du sillon auriculo-temporal ; elle dépasse en haut le sommet de l'apophyse mastoïde et, à sa partie inférieure, elle arrive au niveau d'une ligne horizontale qui passerait par l'angle du maxillaire inférieur.

A la partie moyenne existe une vaste fissure, dont les bords accolés l'un à l'autre, masquent la profondeur facile à mesurer si on a soin d'écarter les lèvres de la plaie et s'étendant à 2 centimètres au moins. Le fond est recouvert d'un liquide jaunâtre assez abondant. Les parois ont un aspect terne et grisâtre ; elles sont mamelonnées et irrégulières. La lèvre de la fissure située du côté de l'oreille est divisée en deux parties, l'une supérieure, l'autre inférieure, par un second petit sillon ; ce sillon se continue en haut avec le sillon auriculo-temporal, devenu seulement plus profond par suite de la saillie anormale des parties qui lui sont contiguës. La portion du chancre placée en arrière de la fissure a une couleur jaunâtre. Le fond en est sec, recouvert de croûtes d'une épaisseur variable suivant les points, mais assez sensible pour former un relief appréciable au-dessus des parties saines. Les bords entourés d'une zone érythémateuse subinflammatoire, sont serpigineux et se continuent au-dessus et au-dessous des extrémités de la fissure, avec les limites de la portion du chancre qui se trouve en avant de la fissure. Au niveau de l'oreille, les tissus ulcérés ont une couleur rouge foncé, luisante. Une sérosité peu abondante en recouvre la surface. Au niveau de la face postérieure du pavillon auriculaire, les parties reprennent l'aspect mamelonné de la portion du chancre située en arrière de la fissure. Les bords irréguliers sont légèrement croûteux par places. Indolence absolue à la pression. Le siège particulier de la lésion, laquelle repose d'une part sur les cartilages de l'oreille, d'autre part sur des plans osseux, ne permet pas de constater d'induration.

La région sous-maxillaire (au niveau de l'angle de la mâchoire inférieure), les régions parotidienne, sterno-mastoïdienne supérieure et occipitale, sont le siège d'une énorme pléiade ganglionnaire froide, indolente, à la fois visible et tangible. C'est sur elle que repose en partie l'extrémité inférieure du chancre.

Tête. — Cheveux clairs, parsemés de nombreuses syphilides papuleuses ou papulo-squameuses, lenticulaires, laissant voir sous la squame, facile à détacher par un léger grattage, un derme d'un rouge cuivré.

Sur le front, éruption abondante de syphilides papuleuses et papulo-croûteuses, desquamatives, présentant à leur périphérie une collerette épidermique très nette. Mêmes lésions dans les sourcils, sur le nez, Au niveau des joues, on voit de nombreuses syphilides érythémateuses et des papules qui tendent à prendre la forme hypertrophique. Au menton, syphilides papulo-croûteuses ; la croûte, peu adhérente, laisse voir au-dessous d'elle une érosion superficielle du derme. Sur la lèvre supérieure, syphilides de même nature, disposées en trois groupes principaux.

On trouve, à la face interne des lèvres, trois syphilides muqueuses papulo-érosives, opalines, du volume d'un grain de millet ; dans le sillon gingivo-labial, une syphilide de même nature, mais plus petite. La gorge est rouge, enflammée, les amygdales sont luisantes, recouvertes à leur face interne de nombreuses syphilides érosives.

Nombreux ganglions sous-maxillaires. Deux ganglions sus-hyoïdiens très développés et situés sur la ligne médiane.

Cou. Tronc. Membres. — Syphilides érythémateuses et papuleuses sur la nuque. Mêmes lésions sur le thorax. Les ganglions sus-claviculaires sont pris.

Sur le dos, sur les lombes, l'éruption est remarquable par sa polymorphie. On y voit des syphilides érythémateuses, papuleuses, papulo-squameuses et papulo-croûteuses.

Les bras, les avant-bras, sont recouverts de papules symétriquement placées, plus abondantes sur la face postérieure. Elles descendent jusqu'à la face dorsale des mains. Rien à la face palmaire.

Pléiade inguinale double, indolente. Sur le fourreau de la verge (partie dorsale et médiane), groupe de syphilides papuleuses au nombre de six, légèrement squameuses. Le gland, le sillon glando-préputial présentent plusieurs syphilides grosses comme une lentille. L'une d'elles surtout, placée sur le dos du gland, est nettement arrondie, rouge et ulcéreuse.

Peu de lésions aux fesses et aux cuisses. Rien aux pieds.

L'ensemble des éruptions présente la couleur jambon caractéristique des éruptions syphilitiques.

A la face interne des cuisses, au-dessus des condyles internes, existe de chaque côté une plaque d'eczéma craquelé.

Traitement. — Deux pilules de protoiodure de mercure par jour. Gargarisme au chlorate de potasse. Lotions avec la liqueur de Labarraque. Comme poudre isolante, l'oxyde de zinc.

4 février. Le malade a de la fièvre et de la diarrhée. On suspend le traitement.

Le 5. Œdème unilatéral (côté gauche) des paupières.

Le 6. A gauche : *Otite externe diffuse, légère, qui, de proche en proche, a déterminé un peu de myringite. Envahissement progressif des diverses couches du tympan. Perforation de la membrane. Ecoulement léger. Otite moyenne. Traitement : bains d'oreille.*

Le 7. Le malade n'a plus ni fièvre, ni diarrhée. On recommence le traitement : deux pilules de protoiodure. Iodure de potassium, 2 gr.

Le 8. Douleurs névralgiques dans tout le côté gauche de la tête. Insomnie.

Le 13. L'inflammation de la caisse du tympan a disparu. Desquamation épithéliale de la couche cutanée de la membrane tympanique. Cicatrisation de la perforation. (Communication de M. Hermet.)

Le 20. Deux pilules de sublimé.

Le 21. La céphalée persiste et tourmente beaucoup le malade. Application d'un vésicatoire sur le sommet du crâne.

Le 22. Douleurs un peu moins vives.

Le 25. Le malade souffre beaucoup. La nuit précédente, frisson qui a duré deux heures. Pas de fièvre. Facies mauvais, grippé. Les syphilides papuleuses de la face ont disparu presque complètement. Amaigrissement rapide, très marqué sur tout le corps, très appréciable à la face. (M. Lavergne, obligé d'interrrompre son service, n'a pas pu nous communiquer la suite de cette observation.)

La première observation ne nous apprend rien sur le mécanisme de la contagion. Il faut se contenter d'admettre, avec M. Hulot, que le virus syphilitique a pénétré par un bouton ou une écorchure, au début de la phthiriase.

Dans la seconde observation, au contraire, l'étiologie de la lésion initiale est très nette ; c'est une *plaie par morsure* qui a servi de porte d'entrée au virus. Ce chancre auriculaire, sur la nature duquel il est impossible de se méprendre, a été remarquable non seulement par son mode de développement, mais encore par sa forme manifestement phagédénique. Enfin, il a déterminé, dans le conduit auditif, une inflammation de voisinage qui, de proche en proche, a gagné la membrane du tympan, y a produit une perforation et s'est propagée à la caisse.

En résumé, il existe des cas de chancre initial de l'oreille externe. Mais, en raison même de l'éloignement de cette région qui la met à l'abri des procédés habituels de la contagion, les faits de ce genre ne doivent être consignés dans la science qu'à titre de curieuses exceptions.

II. Accidents secondaires.

En raison de la différence de leur siège et de l'inégal intérêt qu'ils présentent, nous étudierons ces accidents :

1° Sur le pavillon de l'oreille;

2° Dans le conduit auditif;

3° Nous examinerons l'otite aiguë syphilitique de M. Ladreit de Lacharrière.

1° *Syphilides du pavillon de l'oreille.*

Les syphilides du pavillon sont signalées par la plupart des auteurs qui se sont occupés des manifestations de la syphilis sur l'oreille. D'après Grüber, qui a pu observer des cas nombreux d'affections syphilitiques de l'oreille, ces syphilides sont fréquentes. L'éminent otologiste de Vienne a particulièrement observé : 1° le type papuleux au lobule et dans l'angle d'insertion; 2° le type maculeux dans les parties soutenues par du cartilage, comme la fosse naviculaire et la conque.

D'après Stöhr (1), le pavillon serait rarement le siège d'accidents secondaires.

Urbantschisch (2) dit que la syphilis y revêt les différentes formes sous lesquelles elle se manifeste sur les autres régions de la surface cutanée et mentionne spécialement les syphilides papuleuses et tuberculo-ulcéreuses.

M. Desprès (3) en a observé un certain nombre à l'hôpital de Lourcine. Il en a même vu deux ou trois fois sur la

(1) Cité par Guerder (loc. cit.)

(2) Traité des maladies de l'oreille, traduit et annoté par le Dr Calmettes, 1881.

(3) Annales des maladies de l'oreille, t. IV, p. 311, 1878.

perforation du lobule qui donne passage à la boucle d'oreille. Le même fait a été constaté par M. Constantin Paul et le Dr F. Brémond (1).

Le regretté professeur Lasègue (2), dans une revue critique sur la contagion de la syphilis secondaire, cite une observation dans laquelle sont consignés des accidents de l'oreille externe qui nous semblent appartenir au type tuberbulo-ulcéreux. Indépendamment des syphilides, il y a, par voisinage de manifestations pharyngiennes, des troubles de l'audition dont nous étudierons le mode de développement dans le chapitre suivant. Voici le résumé de cette observation : Fille de 22 ans, portant, au moment de l'examen, des taches d'un rouge cuivré sur tout le corps. Gonflement des deux amygdales. Sur l'amygdale gauche, ulcération assez considérable; forte injection de la muqueuse pharyngienne. Gonflement des ganglions du cou derrière l'oreille gauche, entre la région mastoïdienne et le pavillon de l'oreille, rhagades profondes à bords durs et lardacés, fournissant un pus grisâtre. Surdité de date récente.

En résumé, les syphilides du pavillon ne se distinguent des autres manifestations cutanées par aucun caractère particulier et ne donnent pas lieu à une description et à des indications thérapeutiques spéciales.

2° *Syphilides du conduit auditif.*

Fréquence. — Les syphilides du conduit sont généralement considérées comme un accident rare de la syphilis

(1) Communication orale.
(2) Archives générales de médecine, mai 1858.

secondaire. Stöhr (1), dans une note publiée en 1870 sur la formation des condylomes dans le conduit auditif, en a seulement relevé 14 cas.

Schwartze (2), sur 221 malades atteints d'affections auriculaires; Knapp, sur 9 ou 10,000 sujets également pris de maladies de l'appareil auditif, ne les ont rencontrées qu'une fois.

En France, sur un chiffre total de 1,200 femmes syphilitiques, dont 980 avaient des plaques muqueuses à la période d'état, M. Desprès (3) n'a pu observer que 5 cas de syphilides du conduit auditif.

Tout en admettant la rareté de cet accident, nous nous demandons si, lorsqu'il n'éveille l'attention ni par des troubles de l'audition, ni par un écoulement, il n'échappe pas souvent à l'observation.

Variétés. — Ces syphilides sont *érosives* ou *papuleuses*. Négligées, elles peuvent revêtir le type *papulo-hypertrophique* auquel prédisposent, dans cette région, les glandes de la peau et sa riche vascularisation. Une pièce moulée de la collection particulière de M. le professeur Fournier, au musée de l'hôpital Saint-Louis, offre un exemple remarquable de cette dernière variété. Sur cette pièce, les syphilides siègent à l'entrée du conduit qu'elles oblitèrent complètement.

Les syphilides papuleuses sont les moins fréquentes. La forme papulo-érosive est le plus souvent observée. C'est elle que nous verrons le plus grand nombre de fois mentionnée dans les observations qui suivent.

Etiologie. — Nous avons tout d'abord établi ce fait que

(1) Cité par Knapp, in Archives of otolog, p. 165. 1879.
(2) Archiv. für Ohrenk., band. IV, p. 7.
(3) Loc. cit.

la syphilis peut porter ses manifestations secondaires aussi bien sur le conduit que sur le reste de l'enveloppe cutanée. Mais nous devons constater que souvent elle est appelée sur ce point par des otopathies anciennes. Deux fois, sur cinq cas, M. Després a trouvé dans les antécédents des malades des écoulements auriculaires antérieurs. Le malade de Knapp avait eu une otorrhée à dix ans. Dans l'observation IV, nous voyons la formation d'une syphilide érosive du conduit auditif gauche précédée de vingt ans par une surdité et de treize mois par un écoulement du même côté.

« Dans un organe diathésé, dit M. Fournier (1), c'est presque toujours l'organe surmené ou l'organe malade, faible, *taré*, qui devient le siège des localisations diathésiques. La diathèse a toujours tendance à se porter vers l'organe de résistance moindre, *ad locum minoris resistentiæ.* » Les différents organes qui constituent l'appareil de l'audition n'échappent pas à cette loi, et nous aurons plus d'une fois à consigner, dans l'histoire de la syphilis de l'oreille, l'influence des affections auriculaires antérieures sur le développement, dans cette région, d'accidents syphilitiques divers.

Ajoutons à cette cause prédisposante, réelle, importante, constituée par les antécédents otopathiques, celle accidentelle, secondaire, créée par la malpropreté habituelle des oreilles et déjà signalée par M. Després.

Siège. — Les syphilides du conduit ont-elles un siège de prédilection? Les avis des auteurs sont partagés sur cette question. Pour M. Després, le siège ordinaire serait la paroi inférieure du conduit.

(1) Syphilis du cerveau, p. 9, 1879.

D'après Stöhr, elles se localiseraient surtout dans la profondeur du conduit, rarement à l'entrée. On les voit encore remplir toute l'étendue du conduit et quelquefois gagner la membrane du tympan dont on les a vues déterminer la perforation. M. Bruncher a observé une sypbilide papuleuse siégeant au point de réunion de la paroi postérieure du conduit avec le bord correspondant de la circonférence du tympan.

Tantôt la lésion est unilatérale, tantôt elle frappe les deux conduits auditifs. Dans les observations que nous relatons, nous la voyons, à peu près, avec la même fréquence, soit double soit limitée à un seul conduit.

Les faits ne sont pas assez nombreux pour que l'on puisse assigner à ces syphilides un siège de prédilection. Nous pensons, toutefois, qu'elles peuvent prendre naissance indifféremment sur toute l'étendue du conduit.

Symptômes. — Ces syphilides se présentent habituellement sous forme de taches rouges qui s'infiltrent peu à peu, donnent naissance à des élevures lobulées ou coniques, et s'accompagnent d'un certain degré de tuméfaction des téguments environnants, tuméfaction qui produit un rétrécissement du conduit.

Papuleuses au début, elles revêtent de bonne heure la forme érosive, et fournissent un liquide séro-purulent. L'épiderme est soulevé, se détache et se mêle au liquide exsudé, augmentant sa consistance et lui donnant l'apparence du pus. Ainsi se trouve constituée une otite externe dont les symptômes prennent d'autant plus d'importance qu'ils sont plus douloureux. Souvent, en effet, la douleur est assez intense. Ce phénomène s'explique aisément par l'innervation de la peau et ses adhérences aux parties sous-jacentes.

Schwartze a observé à l'entrée du conduit des ulcérations à fond blanc sale, avec infiltration considérable des bords. Il existait en même temps, dans le voisinage de l'oreille, une tuméfaction ganglionnaire énorme.

Une des particularités de ces syphilides est encore une tendance remarquable à l'hypertrophie. Devenues hypertrophiques, elles donnent une suppuration abondante, fétide, envahissent le conduit, en effacent la lumière et l'oblitèrent complètement. Les malades se plaignent alors d'une otalgie vive, de bourdonnements, de troubles de l'audition qui peuvent aller jusqu'à la surdité. M. le professeur Fournier (1) cite le cas intéressant d'une malade qui présentait des syphilides des conduits à des degrés divers : « L'un de ces conduits auditifs, le droit, est partiellement obstrué par des papules végétantes ; de ce côté, *dureté de l'ouïe.* L'autre est absolument oblitéré par des papules hypertrophiques qui forment une sorte de champignon fongueux, rougeâtre, érosif, baigné de pus ; et c'est à peine si, entre leurs interstices, nous parvenons à faire pénétrer un stylet jusqu'à une certaine distance du tympan. De ce côté, la malade est presque absolument *sourde.* »

Les syphilides profondes, avons-nous déjà dit, envahissent parfois la membrane du tympan, et, d'après Kramer, Gruber, Triquet, peuvent en amener la perforation. Cet accident est noté dans l'intéressante observation de Knapp.

Diagnostic. — Le diagnostic, s'appuyant d'une part sur les lésions de l'oreille, d'autre part sur les manifestations syphilitiques concomitantes, n'offre pas de réelles difficul-

(1) Alfred Fournier. Leçons cliniques sur la syphilis étudiée plus particulièrement chez la femme, p. 452, 1882.

tés. Cependant, M. Hermet (1) nous a dit avoir observé plusieurs cas de syphilide papulo-hypertrophique profonde, accompagnée d'une suppuration assez abondante, qu'il avait d'abord prise pour des polypes sans pédicule apparent. Il y a donc là une cause d'erreur de diagnostic qu'il était intéressant de signaler, surtout au point de vue du traitement.

Pronostic. — Les syphilides du conduit ont une durée moyenne de quatre ou cinq semaines. Elles s'atrophient, se dérobent et guérissent sans laisser de traces. Toutefois, quand elles existent en grand nombre, il peut en résulter un rétrécissement annulaire (Stöhr). Urbanstchisch cite aussi la possibilité d'un rétrécissement du conduit et de troubles persistants de l'audition.

Enfin, au bout de plusieurs semaines ou de plusieurs mois, il est, pour certains cas, survenu des récidives.

Traitement. — On a employé contre ces accidents les lotions noires anglaises (Hinton), les cautérisations au chlorure de zinc (Després). Knapp (obs. X), qui a pratiqué l'excision de quelques papules hypertrophiques, reconnaît que cette opération, tout en restant bénigne, n'en hâte pas la guérison, et que les syphilides voisines, recouvertes de poudre de calomel, ont guéri tout aussi bien et presque aussi vite. M. Hermet n'a pas non plus obtenu de succès rapide par l'excision ; il recommande surtout les cautérisations au nitrate d'argent, qui lui ont donné les meilleurs résultats.

En résumé, les injections détersives, les cautérisations au nitrate d'argent et les topiques desséchants, (poudre de

(1) Communication orale.

calomel, oxyde de zinc), suffisent pour amener la résorption de ces syphilides. Est-il nécessaire d'insister sur l'importance du traitement général, que l'on doit toujours associer au traitement local dans les manifestations auriculaires de la syphilis? Il suffira de l'indiquer.

Observation III.

Obligeamment communiquée par M. le professeur Fournier.

La nommée Louise L., 22 ans, entre, le 26 novembre 1872, à l'hôpital de Lourcine, salle Saint-Louis.

Elle suit depuis plusieurs semaines un traitement par l'iodure de potassium et la salsepareille. Il y a quatre mois, elle vit des accidents apparaître aux grandes lèvres et sur le pubis. Polyadénopathie à gauche.

Entre la lèvre et le menton, acné pustuleux et croûteux, syphilides croûteuses de l'aile du nez.

Suppuration et syphilides papulo-érosives du conduit auditif des deux oreilles, provoquant un peu de surdité.

Syphilides papuleuses sèches vulvaires et périvulvaires.

Le 14 décembre la malade passe dans un autre service pour accoucher.

Observation IV.

Obligeamment communiquée par M. le professeur Fournier.

La nommée Clarisse G., 43 ans, entre, le 4 avril 1868, à l'hôpital de Lourcine, salle Saint-Clément, service de M. Fournier.

Antécédents. — Malade depuis 14 mois, cette femme entra, il y a 4 mois, à l'hôpital Saint-Louis et y fit un séjour de trois mois. Elle avait des syphilides génitales et des boutons à la face et dans les cheveux. Ceux-ci sont tombés.

Elle n'a jamais eu de mal de gorge. Elle a souffert de céphalalgie surtout à gauche et dans l'oreille du même côté. Les douleurs étaient très vives la nuit.

Très sourde depuis 20 ans, surtout de l'oreille gauche, elle est atteinte depuis trois mois d'une otorrhée du même côté pour laquelle elle a suivi un traitement local (injections, vésicatoires, cautérisations avec le nitrate d'argent). En même temps elle prenait tous les matins de petites pilules dont elle ne peut indiquer la nature.

Pas de taches sur le corps. Pas d'amaigrissement. Elle s'est toujours trouvée bien portante et n'a pas perdu l'appétit. Elle est bien réglée.

Etat actuel. — La malade est *très sourde. Cophose à gauche. De ce côté le méat auriculaire est rétréci par le gonflement des parties. Suintement purulent continuel.*.

La malade éprouve des douleurs lancinantes vives, surtout la nuit, dans l'oreille malade et dans le côté correspondant de la tête. Pas de bourdonnements ni de vertiges.

Pas de trace d'adénopathie inguinale ni cervicale. Alopécie avancée Les cheveux sont tombés régulièrement sans laisser d'îlots.

On trouve au menton un groupe de petites papules sèches, furfuracées, de coloration rosée ; à la commissure externe des paupières de l'œil droit, une légère érosion croûteuse. (Sirop d'iodure de potassium et iodure de fer).

5 avril. Le conduit auriculaire est le siège d'une ulcération qui suppure abondamment ; le *gonflement* des parties *ferme complètement le conduit auditif.*

Le 7. La malade accuse de très vives douleurs dans l'os pariétal ; vésicatoire derrière l'oreille, et pansement consécutif avec la morphine.)

Le 17. Elle sort sur sa demande.

Le 18. La malade rentre à l'hôpital à peu près dans le même état : *douleurs et écoulement de l'oreille gauche* (sirop d'iodure de potassium, vin de quinquina, injection d'eau de feuilles de noyer dans l'oreille). Eruptions de papules lenticulaires sèches à la grande lèvre du côté droit.

Le 30. La malade quitte l'hôpital.

Observation V.

Due à l'obligeance de M. le professeur Fournier.

La nommée Joséphine V..., 48 ans, balayeuse, entre, le 5 décembre 1871, à l'hôpital de Lourcine, salle Saint-Jean, service de M. Fournier.

Antécédents. — Jamais de maladies antérieures. Réglée à 19 ans, cette femme voyait très régulièrement ses époques tous les deux mois, pendant deux ou trois jours et abondamment. Elle a eu un enfant à 31 ans, jamais de fausse couche. Voilà 3 ans qu'elle a cessé d'être réglée.

Elle a senti il y a trois mois des douleurs dans le dos. Il y a cinq semaines elle a été prise de démangeaisons aux parties à la suite d'un bain sulfureux pour de nombreux boutons qu'elle avait depuis trois mois.

État actuel. — Cette femme présente des syphilides papulo-hypertrophiques sous le sein et au-dessous du lobule de l'oreille gauche, à la commissure gauche des lèvres, de l'alopécie presque complète de la tête remontant à trois mois.

Elle se plaint d'avoir toujours faim, d'avoir des « fringales » presque toutes les nuits.

Pléiade bi-inguinale. Nombreuses syphilides papulo-hypertrophiques vulvaires, péri-vulvaires et péri-anales. Quelques papules sur le col. Le col présente en outre des érosions saignant tellement qu'il est impossible d'en établir le diagnostic.

Syphilides papuleuses humides entre les orteils.

7 décembre. Sur le corps, macules encore récentes de syphilides lenticulaires.

Le conduit auditif gauche est complètement oblitéré par des syphilides papuleuses humides, en partie recouvertes de croûtes suintantes. L'audition est très troublée de ce côté, mais non abolie. Bourdonnements.

Pas de fièvre. Sensibilité conservée.

Changement de service le 25 décembre.

Observation VI (in extenso).

Field. British med. Journ. 1877.

Vaste ulcère syphilitique de l'oreille.

E. N..., 42 ans, charpentier, vint à Saint-Mary Hospital, en décembre 1876. Facies cachectique, pouls fréquent, tous les signes d'un état constitutionnel profondément altéré. Les deux tiers du pavillon de l'oreille gauche étaient détruits, à leur place était un trou large et arrondi, au milieu duquel on ne pouvait distinguer le conduit auditif externe. Suppuration abondante et de mauvaise nature. Le malade accusait une vive douleur. C'était à la suite d'une piqûre d'épingle, disait-il, que le mal avait commencé, il y avait trois mois. Depuis ce temps il l'avait traitée par une grande variété de lotions et d'onguents sans amélioration sensible ; à vrai dire, l'ulcération n'avait fait qu'augmenter. D'après l'aspect de la lésion et les commémoratifs, je diagnostiquai la syphilis et prescrivis 5 grains d'iodure de potassium avec du quinquina, 3 fois par jour (environ 1 gr. de KI par jour).

L'ulcère se détergea rapidement au moyen de cataplasmes ; je le fis alors panser avec une pommade composée d'un drachme (1 gr. 77) d'onguent mercuriel et de 5 drachmes de nitrate de zinc (?). Il se fit une prompte amélioration et en trois semaines la plaie se cicatrisa. L'oreille présentait un aspect satisfaisant, mais il y avait, naturellement, une forte perte de substance. Pendant la durée du traitement, le conduit auditif fut maintenu ouvert par des boulettes de charpie ; cependant, lorsque le malade quitta l'hôpital, le conduit était rétréci ; mais l'audition demeurait bonne.

Ce cas, ajoute l'auteur, montre avec quelle ténacité une manifestation locale de la syphilis peut résister à tous les moyens ordinaires de traitement, jusqu'à ce que la nature du mal soit reconnue; il montre aussi avec quelle rapidité l'affection cède au traitement véritable. Le malade n'aurait vraisemblablement pas perdu une partie de son oreille, il ne serait pas tombé dans la cachexie, si la syphilis avait été diagnostiquée plus tôt.

Observation VII (in extenso).

Wild. pratical obs. on Aural surgery. Philadelphia reprint, nº 202, 1853.

Une jeune femme, âgée de 25 ans, souffre de surdité, de tintements, de brusques douleurs, d'un écoulement fétide et parfois sanguinolent de l'oreille gauche depuis 5 mois. Le *conduit auditif* est complètement *fermé* par des *condylômes* à bords arrondis qui occupent surtout sa paroi inférieure. Ils sont sensibles au toucher, présentent une surface lobulée, font saillie hors du conduit et offrent une coloration plus vive que la peau normale. Quand le tragus est attiré en arrière, un écoulement muco-purulent s'échappe entre les végétations.

Ces végétations sont touchées avec le nitrate d'argent puis recouvertes d'un cataplasme.

Le traitement qui suivit consista en lavages avec une forte solution de nitrate d'argent, répétés tous les deux ou trois jours, et, dans l'intervalle, en applications de bourdonnets d'une charpie fine imbibée d'eau blanche, sur la conque de l'oreille. J'administrai à l'intérieur les pilules de Plummer (pilules au calomel et au souffre doré d'antimoine) et la salsepareille.

Ce traitement fut continué pendant plus de deux mois. Les condylomes disparurent. Le conduit reprit son aspect normal. Les membranes tympaniques ne présentaient á l'examen aucune altération.

OBSERVATION VIII.

Desprès. Annales des maladies de l'oreille et du larynx, 31 décembre 1878.

J. Jeanne, 25 ans, entre, le 27 juin 1870, à l'hôpital de Lourcine. Syphilis. Plaque muqueuse végétante de la vulve et des amygdales. *Plaques muqueuses végétantes des deux conduits auditifs.* Sortie le 19 août ; les *plaques muqueuses des oreilles étaient en voie de guérison.* Les autres étaient guéries.

OBSERVATION IX (résumée).

Grüber, Revue mensuelle d'otologie, de laryngologie et de rhinologie, 1er janvier 1883.

Femme atteinte de syphilis secondaire. Syphilides papuleuses de la face et du tronc. *Syphilides papuleuses remplissant les deux conduits auditifs.*

A l'intérieur, traitement spécifique.

Dans les conduits, bourdonnets de charpie enduits d'onguent gris. Guérison.

OBSERVATION X (in extenso).

Knapp. In Archives of otology, p. 165, 1879.

Mme H. Sh..., de New-York, 38 ans, avait eu, à l'âge de 10 ans, une éruption à la tête et un écoulement de l'oreille gauche. Elle avait guéri, et sa santé s'était maintenue bonne, son audition excellente, quand, il y a six mois, elle contracta la syphilis. Au bout de quatre mois, apparut une éruption sur tout le corps, sa gorge devint douloureuse, ses cheveux tombèrent ; les ganglions lymphatiques se prirent ; elle perdit ses forces ; son visage pâlit. Quand l'état de sa gorge commença à l'inquiéter, elle souffrait de douleurs d'oreille sans présenter de troubles de l'audition. A la même époque apparurent, dans les deux conduits auditifs, de petites élevures rougeâtres. Ces élevures prirent un tel développement et se multiplièrent tant qu'elles remplirent les conduits et firent saillie au dehors. Il se produisit un léger écoulement dans l'oreille, et l'ouïe s'altéra. Puis, l'écoulement cessa brusquement, et en même temps les oreilles devinrent douloureuses. Cet état persista jusqu'au jour où la malade se présenta à l'Institution d'yeux et d'oreilles de New-York, c'est-à-dire le 20 septembre 1878.

Je trouvai les deux conduits auditifs complètement oblitérés, leur orifice externe et les parties voisines du pavillon de l'oreille envahis par des élevures rougeâtres, verruqueuses, semblables aux plaques muqueuses que l'on rencontre si souvent à l'anus. Quelques-unes étaient ulcérées à leur sommet, et sécrétaient un liquide peu abondant et aqueux (Watery). En attirant l'oreille en arrière, on voyait bien la lumière des conduits auditifs. La région mastoïdienne n'était pas sensible à la pression ; l'ouïe était assez bonne.

Des syphilides papuleuses couvraient tout le corps, surtout le front. Sur le voile du palais on apercevait des ulcérations au fond sanieux, aux bords élevés et inégaux. Les ganglions cervicaux étaient engorgés. La malade était pâle et amaigrie.

L'affection était évidemment de nature syphilitique. J'ordonnai le calomel associé à l'opium, en trois prises chaque jour ; deux frictions mercurielles, chaque jour aussi, successivement sur les différentes parties du corps ; un gargarisme au chlorate de potasse. De plus, la malade devait faire dans l'oreille de quatre à six injections d'eau tiède par jour ; après les injections, les oreilles devaient être soigneusement essuyées, et les condylomes recouverts de poudre de calomel. Une partie des papules hypertrophiques du conduit auditif droit furent enlevées avec des ciseaux, opération qui ne produisit aucune réaction inflammatoire ; *mais les autres guérirent aussi bien, et presque aussi vite que celles qui furent excisées*.

Sous l'influence du traitement, ces syphilides diminuèrent notablement de volume, et dans l'espace de deux mois disparurent sans laisser de traces.

Toutefois, pendant le premier mois du traitement, il y eut aggravation de l'affection du pharynx. La malade se plaignit de douleurs intenses dans les oreilles ; puis, il se fit un écoulement abondant de pus par les deux oreilles, qui lui apporta du soulagement. Les parois des conduits auditifs présentaient un tel gonflement, que le speculum auris ne put être introduit. Une insufflation d'air produisit un sifflement caractéristique d'une perforation de chaque tympan.

Les insufflations d'air furent pratiquées chaque jour ou tous les deux jours, et le même traitement local fut continué. Mais, le traitement général dut être bientôt suspendu, en présence d'une insalivation mercurielle. L'écoulement purulent dura quatre semaines environ ; au bout de ce temps, les syphilides et le gonflement des parois des conduits avaient diminué au point que le fond du méat auditif put être examiné au spéculum.

Les deux tympans étaient perforés à leur partie inférieure; à leur partie supérieure, ils étaient blanchâtres, gonflés et infiltrés de pus.

A partir de cette époque, il se fit une amélioration progressive dans l'état de la malade. Le gonflement inflammatoire du pharynx diminua, les bords des ulcérations s'affaissèrent, leur base se détergea et l'affection de la gorge disparut complètement dans l'espace de trois mois, sans laisser de traces. La teinte blanchâtre des tympans fit place à une coloration rosée. La lésion de la caisse était guérie; la muqueuse en était rouge, mais non gonflée. Il n'y avait plus d'otorrhée. Les conduits, dans leur portion voisine de la caisse, étaient encore rouges et sensiblement gonflés; mais les condylomes avaient disparu. Les perforations étaient plus petites. Deux mois après, elles étaient cicatrisées.

La dernière fois que j'examinai la malade, le 20 février 1879, le pharynx était radicalement guéri; les deux conduits auditifs étaient nets et normaux, les tympans entiers, blanchâtres; tous les détails en ressortaient bien. L'acuité auditive était diminuée pour les bruits, mais normale pour la voix articulée.

L'etat général de la malade s'était amélioré. Les mercuriaux furent remplacés par les toniques.

Observation XI.

Recueillie par M. Riondet, externe du service.

Syphilides des conduits auditifs.

Louise S..., âgée de 20 ans, mécanicienne, entre le 20 janvier 1883, à l'hôpital Saint-Louis, salle Henri IV, service de M. le professeur Fournier.

Cicatrices d'une adénite suppurée sus-hyoïdienne. Adénites suppurées à l'âge de 5 ans, dont on voit de nombreuses cicatrices dans la région cervicale. Cicatrices sur la partie médiane du dos.

Mauvaise dentition. Pas de maux d'yeux dans l'enfance. Le malade parle mal depuis l'âge de 5 ans. Voix nasonnée. Réglée à 13 ans, elle a à 16 ans un enfant qui meurt d'accident à 22 mois. Pas de fausse couche.

Voûte palatine mal conformée, excessivement élevée, ogivale. Amygdale droite très volumineuse.

Les deux oreilles suintent abondamment depuis trois mois. Conduits auditifs très gonflés, surtout le droit, et comme ulcérés. Chute des cheveux depuis six mois. Alopécie généralisée, céphalalgie nocturne. Pas de boutons sur le corps, ni aux parties. Ganglions cervicaux.

Sort le 3 mars.

OBSERVATION XII (résumée).

Thèse de M. Bruncher.

J..., Aurélie, 20 ans, de constitution lymphatique, entre le 8 mars 1879, dans le service de M. le Dr Bertin, pour accidents syphilitiques multiples.

Elle rentre une quatrième fois à la maison de secours, service de M. le professeur agrégé Spillmann; elle présente quelques traces de syphilides; de plus, à l'entrée du *conduit auditif droit* une *syphilide ulcéreuse* blanche grisâtre, à bords saillants, semi-lunaire, occupant la demi-circonférence inférieure du méat. *Otorrhée* assez abondante, fétide, méat rétréci. Pas de troubles auditifs.

Traitement : une, puis deux pilules de protoiodure. A l'extérieur, iodoforme, puis liqueur de Labarraque et oxyde de zinc. Sort le 22 décembre. La syphilide du conduit est en voie de cicatrisation.

OBSERVATION XIII (résumée).

Thèse de M. Bruncher.

Th.-J. Ernest, 42 ans, journalier, entre le 8 février 1883, à la maison de secours, salle Saint-Hubert, n° 7, service de M. le professeur agrégé Spillmann.

Chancre syphilitique à la fin de décembre. Polyadénopathie et accidents secondaires multiples.

Les oreilles sont habituellement remplies de cérumen ; depuis quelque temps, il en retire un enduit sec, qu'il compare à de la farine, sans odeur spéciale. Syphilide papulo-squameuse rougeâtre, à la face interne du tragus, près de son bord inférieur ; une autre analogue, siégeant à la paroi inférieure du conduit. Une troisième, blanche, située tout près de la précédente, assez étendue et s'avançant jusqu'au milieu du conduit, très saillante, non ulcérée. Une quatrième, circonférentielle au tympan, à la jonction de la paroi postérieure du conduit avec cette membrane, sur laquelle elle n'empiète pas.

A gauche, petite papule squameuse de la paroi inférieure du conduit, assez profonde. Pas de troubles de l'ouïe. Pas de lésions de la gorge.

Traitement : liqueur de Labarraque et oxyde de zinc.

Le 18 juin, syphilides en voie de guérison.

Observation XIV.

Obs. de Spillmann. In thèse de M. Bruncher.

N..., ouvrier, 27 ans, en pleine évolution secondaire : l'infection remontant à six mois environ. On constate à l'entrée du *conduit auditif* et *dans ce conduit*, un amas de syphilides papulo-hypertrophiques et érosives. Écoulement insignifiant, absence de douleurs. Le malade entend beaucoup moins bien de cette oreille, mais il n'y a pas de surdité absolue. Au bout de trois semaines de traitement spécifique, tous ces accidents avaient disparu.

3° *Otite syphilitique.*

C'est à M. Ladreit de Lacharrière (1) qu'est due l'étude de cette manifestation secondaire de la syphilis sur l'oreille, dont aucun autre auteur ne paraît avoir fait mention.

Cette otite a un début rapide, peu douloureux. Elle est caractérisée par l'état spécial des conduits et la nature de la sécrétion.

Les deux conduits auditifs sont atteints simultanément. Leurs parois présentent de la tuméfaction. La peau est fendillée et rouge; les membranes du tympan sont humides ou baignées de pus, rouges et éraillées. Le méat du conduit est le plus souvent rétréci; l'introduction du spéculum éveille une vive douleur.

Le produit de la sécrétion, d'abord transparent, comme séreux, prend bientôt une coloration jaunâtre, l'aspect du muco-pus, et répand une odeur particulière très désagréable.

(1) Dict. encyclop. des sc. méd. Oreille, pathologie, t. XVII, p. 194, et Annales des maladies de l'oreille et du larynx, 1er mai 1875.

Les malades accusent une diminution de l'ouïe, une sensation de plénitude de l'oreille, des démangeaisons des conduits.

La durée de cette otite ne dépasse généralement pas celle des autres accidents concomitants. Elle guérit le plus souvent sans laisser de trace ; cependant, M. Ladreit de Lacharrière a plusieurs fois constaté la persistance, pendant quelque temps, d'un certain degré de surdité liée soit à un état catarrhal des caisses, soit à un peu d'épaississement des membranes tympaniques. Mais cette légère infirmité a toujours été passagère.

Au traitement général, il est utile de joindre un traitement local, injections émollientes, rendues légèrement astringentes par l'addition d'une petite quantité de borax.

Observation XV.

M. X..., âgé de 19 ans, habitant Bellevue, me fut conduit par ses parents le 19 janvier. Ce jeune homme ayant les apparences d'une bonne santé, devenait depuis quelques jours de plus en plus sourd et n'entendait plus l'échappement d'une forte montre qu'à une petite distance de l'oreille. Il souffrait médiocrement, mais il avait dans les oreilles une sensation de plénitude assez pénible. Il ressentait depuis quelques jours un bourdonnement semblable au bruit du coquillage ou à un moulin lointain. Il avait de la démangeaison dans les conduits, et il s'en écoulait un liquide citrin, sanieux et fétide. Les parois des conduits, un peu tuméfiées, étaient rouges et l'épiderme par place était exfolié, ce qui lui donnait une teinte un peu irrégulière. La respiration nasale était un peu gênée. Il y avait du gonflement de la muqueuse et des croûtes dans le nez. Le pharynx était tuméfié et rouge et les amygdales plus grosses, présentaient à leur face interne cette apparence grisâtre de la plaque muqueuse qui se développe. La peau était couverte d'une roséole très confluente ; enfin, il y avait deux plaques muqueuses à l'anus. Aussitôt que je fus seul avec lui, ce jeune homme me fit l'aveu qu'il avait contracté six mois auparavent un chancre qu'il n'avait pas soigné.

Observation XVI.

La personne qui fait l'objet de cette observation est une femme, concierge à Paris, qui vint me consulter le 27 janvier à ma clinique de l'institution des Sourds-Muets. Elle est âgée de 35 ans. Elle se plaignait de gêne et de douleurs dans les oreilles depuis quelques jours. Elle n'entendait plus l'échappement de ma montre appliquée sur le pavillon, et il fallait crier de très près et assez fort pour se faire comprendre.

Les deux oreilles semblaient également atteintes; mais du conduit gauche seulement s'écoulait un liquide presque aussi transparent que de l'eau, d'une odeur fétide et qui s'était manifesté depuis le matin seulement. Les parois du conduit de ce côté étaient rouges, tuméfiées, fendillées. Du côté droit la tuméfaction du conduit était un peu plus marquée, la peau était rouge et présentait aussi quelques fentes à demi-couvertes de croûtes, mais il n'y avait pas d'écoulement. Les tympans des deux côtés présentaient cette teinte louche que l'on observe dans le catarrhe de la caisse. La gorge était rouge, et tout me portait à croire que les trompes devaient être obstruées; le cathétérisme étant inutile dans de telles conditions, je m'en suis abstenu. Les amygdales étaient grosses et ulcérées à leur face interne. La peau était couverte d'une roséole en voie de disparition. La femme X..., me dit qu'elle était malade depuis les premiers jours de janvier, mais que la surdité avait fait depuis peu de jours de rapides progrès. Elle se plaignait de malaise général. Cette femme n'étant pas édifiée sur la nature de son mal, je n'ai pas cru devoir la questionner. Elle m'apprit qu'elle avait eu des boutons aux parties génitales et que son mari était également malade.

Dans les deux cas, si brièvement rapportés, la nature de l'affection des oreilles ne saurait être contestée, et l'otite s'est manifestée en même temps que la roséole, que l'angine et les plaques muqueuses; elle guérit et disparut sous l'influence d'une même médication; elle doit donc être classée parmi les accidents secondaires de l'empoisonnement syphilitique.

III. Accidents tertiaires.

Les lésions du pavillon et du conduit auditif dans la période tertiaire sont rares et peu importantes. Elles sont essentiellement constituées par des gommes.

Les syphilides gommeuses du *pavillon*, étudiées par M. Fournier, présentent quelques particularités dignes d'intérêt. Prenant naissance dans un tissu peu extensible, elles produisent parfois d'étranges déformations. Le pavillon se gonfle, s'épaissit; ses saillies s'effacent. D'autres fois, ses replis se contournent d'une façon bizarre. Dans deux cas de syphilides gommeuses confluentes du pavillon, M. Fournier a observé une fois une hypertrophie générale de cet organe sans déformation ; dans le second cas, un épaississement considérable du pavillon qui lui donnait quelque ressemblance avec une saucisse. Chez le malade dont nous rapportons l'observation, la conque, l'origine de l'hélix et le tragus avaient seuls subi une notable déformation. En résumé, ces déformations sont très variables, et dépendent essentiellement du siège, du volume et du nombre des gommes.

Dans le *conduit auditif*, Després et Grüber ont vu des abcès, petits, circonscrits, produits par la fonte de tumeurs gommeuses. Ces gommes prennent naissance dans le tissu cellulaire sous-cutané et le périchondre. Elles siègent de préférence dans la portion cartilagineuse du conduit, et sont peu douloureuses.

Les gommes du pavillon et du conduit ne paraissent pas s'accompagner de troubles de l'audition.

Enfin, Grüber signale le développement d'exostoses et d'hyperostoses de l'oreille externe sous l'influence de la syphilis. D'après cet auteur, ces lésions siègent le plus souvent dans la portion osseuse du conduit auditif, et coïncident avec d'autres manifestations syphilitiques du même ordre sur d'autres points du système osseux. Ces exostoses se développent surtout dans le voisinage du tympan, et se présentent sous la forme de tumeurs à base étroite qui peuvent oblitérer complètement la lumière du tympan.

Des exostoses de nature syphilitique peuvent encore se produire à la suite d'inflammations de moyenne intensité du conduit auditif externe. Elles sont rarement uniques. M. E. Ménière (1) a observé 3 cas dans lesquels les exostoses étaient pour ainsi dire bilobulées, l'une à la paroi postérieure, l'autre à la paroi antérieure du conduit. Ces exostoses formaient, en se développant, deux cônes qui allaient à la rencontre l'un de l'autre, et oblitéraient le conduit auditif dans les deux tiers au moins de son diamètre.

Observation XVII.

Recueillie dans le service de M. le professeur Fournier et communiquée par M. Lavergne

La nommée J. Th., 28 ans, cuisinière, entre le 26 mai 1883 à l'hôpital Saint-Louis, salle Henri IV.

Les antécédents héréditaires ne fournissent rien de spécial.

Comme antécédents personnels, elle ne présente que la maladie actuelle qui remonte au mois de février 1878. A cette époque, elle vint à l'hôpital, salle Saint-Thomas, pour de vives douleurs articulaires avec céphalée intense et alopécie. Elle fut soumise à l'iodure de potassium (4 grammes par jour). Dix jours après son entrée apparaissaient des boutons sur les cuisses et dans le creux de la main. On donna alors le traitement spécifique complet. La durée de son séjour à l'hôpital fut de cinq mois. La malade continua chez elle le traitement spécifique.

(1) Communication orale.

En juillet 1882, elle entra dans le service de M. e professeur Fournier pour une gomme du bras gauche qui était survenue deux mois après la cessation de tout traitement. Cette gomme s'était ouverte au bout de cinq à six jours par un petit orifice qui, s'agrandissant, formait, à l'entrée de la malade à l'hôpital, une large ulcération présentant tous les caractères d'un ulcère gommeux. Elle était régulière, circulaire, assez profondément excavée, limitée par des bords taillés à pic, nettement découpés, entourée d'une zone cutanée de couleur rouge sombre. Quelques ganglions dans l'aisselle. *Ulcération croûteuse du conduit auditif externe droit.* La malade est traitée par l'iodure de potassium. Elle quitte l'hôpital au bout de dix-sept jours.

En septembre 1882, *abcès du conduit auditif droit avec demi-surdité, bourdonnements et douleur peu intense. L'otite persistant*, la malade rentre à l'hôpital. Elle sort au bout de dix-neuf jours.

Enfin, les commémoratifs nous apprennent encore que cette femme est accouchée à terme d'un enfant mort dix jours après, en décembre 1878 ; — qu'en mars 1881 elle fit, à la Maternité, une fausse couche à 7 mois ; — qu'à la suite d'une troisième grossesse elle accoucha à terme en septembre 1882 et que l'enfant mourut subitement, huit mois après sa naissance sans avoir présenté aucun symptôme morbide.

L'accident primitif a passé inaperçu.

Les accidents actuels qui ramènent cette malade à l'hôpital ont débuté il y a un mois.

Etat actuel. — 28 mai 1883. Rien dans le cuir chevelu. Les cheveux tombent encore, au dire de la malade. Elle éprouve un peu de lourdeur de tête, mais pas de véritable céphalée. L'oreille gauche est saine. *L'oreille droite est encore un peu dure. Le pavillon à sa face interne est rouge; il présente une syphilide ulcéreuse près de la conque et sur le tragus. Celui-ci est rouge, épaissi, comme infiltré et légèrement érodé. Nodule gommeux intra-dermique, gros comme une noisette, dur, indolent. Cette gomme a débuté au mois de novembre* 1882.

Rien du côté des yeux. La malade a cependant un brouillard sur la vue quand elle lit. Pas de vertiges.

Cicatrice large comme la paume de la main au-dessus de l'épitrochlée gauche ; une seconde, plus petite, au-dessus. Ces cicatrices résultent des gommes dont nous avons parlé.

Cicatrices aux faces interne et antérieure des cuisses.

Pas d'autres symptômes généraux qu'un peu d'amaigrissement dans ces dernières années.

Traitement : Iodure de potassium, 3 grammes ; vin de quinquina.

La malade sort améliorée, le 9 juin.

Observation XVIII.

Recueillie dans le service de M. le professeur Fournier (personnelle).

(Nous devons à l'obligeance de M. Fournier les notes qui ont été prises sur ce malade en mars 1883.)

Le nommé H. Pierre, âgé de 43 ans, employé aux Halles, entre le 4 juillet 1883, salle Saint-Louis, lit n° 12.

Antécédents. — Ancien malade du service. Syphilis remontant à deux ans.

Cheveux très clairs, surtout sur la partie médiane du crâne. Trace de syphilides anciennes au même niveau. Syphilides de la joue droite papuleuses et tuberculeuses. Mêmes lésions sur l'aile droite du nez. Sur la lèvre inférieure et du côté gauche, épaississement syphilitique du derme, recouvert de croûtes, entouré d'une aréole érythémateuse.

Syphilides papuleuses sur la partie supérieure du thorax.

Groupe de syphilides papulo-hypertrophiques entre les deux omoplates, commençant à devenir tuberculeuses et formant un groupe très net du côté droit. La lèvre inférieure et la face interne des joues présentent de nombreuses plaques blanches dues à ce que le malade fume beaucoup.

Rien sur les piliers, sur les amygdales et sur la partie postérieure du pharynx.

Sur la partie latérale droite de l'abdomen, un peu au-dessus du niveau de l'ombilic, syphilide papuleuse, desquamative, large comme une pièce de cinquante centimes. A côté d'elle, une autre syphilide plus plate, d'une coloration jambon foncé.

Rougeur érythémateuse au-dessus de l'épine iliaque antérieure et supérieure.

Le tronc, les fesses présentent de nombreuses taches de syphilides anciennes, de coloration plus foncée, ne formant aucun relief au-dessus des téguments.

Mêmes lésions à la partie postérieure de l'avant-bras et au sommet de la partie postérieure du coude gauche, sur le bord cubital de l'avant-bras droit et au niveau de la partie postérieure du coude gauche.

Sur le bord cubital de l'avant-bras gauche et au niveau de l'apophyse styloïde du radius existent deux syphilides considérables ; celle de l'avant-bras est recouverte de squames faciles à détacher par le grattage et de couleur blanchâtre. Celle située près du radius permet de voir très nettement la collerette de Biett.

Syphilides croûteuses dans l'aine du côté droit. Pléïade ganglionnaire double. Au niveau du grand trochanter du côté droit, groupe de syphilides disposées en cercle, papuleuses, recouvertes de fines squames ayant à leur centre une syphilide plus ancienne, de coloration plus foncée. Du côté opposé il n'existe qu'une seule syphilide placée au même niveau.

Rien du côté de la verge et du scrotum.

Disséminées sur les deux jambes, à la face externe, existent deux groupes de syphilides symétriquement placées.

A la plante du pied gauche et sur le milieu du bord interne du pied syphilide large comme deux pièces de cinq francs, circinée, papulo-cornée, très douloureuse sur la ligne médiane de la plante du pied et très douloureuse surtout pendant la marche.

Sur le bord interne du pied droit et dans son milieu, syphilides de même nature et de la grosseur d'une pièce d'un franc.

(Pilules de sublimé, KI, 2 gr.).

17 février. Le malade s'en va.

10 mars 1883. Le malade entre de nouveau à l'hôpital, couché au numéro 13.

Cuir chevelu : Alopécie. Syphilides papulo-tuberculeuses de la largeur d'une pièce d'un franc à cinq francs, présentant un épaississement et une dureté considérables, recouvertes de squames, quelques-unes croûteuses.

Dos : Papules de la grosseur d'une lentille ; d'autres beaucoup plus étendues et recouvertes de squames.

Tronc : Deux syphilides papulo-squameuses sur l'abdomen. Papules sur le thorax.

Membres : Groupe de larges papules, dont quelques-unes croûteuses au niveau du trochanter du côté droit. Cicatrice de gomme sur la jambe droite. Macules sur les jambes. Macule très large sur la plante du pied du côté gauche. Macule semblable sur la plante du pied du côté droit. Cicatrice de gomme sur l'avant-bras droit.

Syphilides érosives dans la bouche.

Traitement : Iodure de potassium 4 gr., gargarismes au chlorate de potasse.

Le 4 juillet, ce malade entre de nouveau dans le service de M. le professeur Fournier. Il nous raconte que, depuis quinze jours, de nouvelles gommes se sont produites à la face plantaire des deux pieds, à la hanche droite, sur l'épaule gauche, sur l'avant-bras du même côté, dans le cuir chevelu, au bord inférieur du maxillaire gauche.

En même temps, de *vifs élancements* se faisaient sentir dans l'*oreille gauche*. Le malade se grattait l'oreille, et cette petite manœuvre détachait une croûte. L'oreille présentait un écoulement purulent qui tachait l'oreiller.

Etat actuel. — Le malade offre les traces des nombreuses manifestations syphilitiques dont il n'a cessé d'être atteint.

Au niveau du grand trochanter droit, deux gommes dont l'une à la première période, la seconde dans la période d'ulcération. Gommes en nappe du cuir chevelu ; elles commencent à s'ulcérer. Aux bords libres des lèvres et à leurs commissures, syphilides croûteuses.

Enfin, le *pavillon de l'oreille gauche présente une ulcération gommeuse.* Cette ulcération a pour *siège* la *conque*, l'*hélix à son origine* et la *partie supérieure du tragus*; elle s'avance jusqu'au *conduit auditif externe* et mesure environ douze millimètres de diamètre. Cette ulcération est en partie *recouverte d'une croûte couleur jambon foncé.* La *conque est déformée; un gonflement assez considérable remplit sa cavité et cache en partie l'entrée du conduit auditif.*

Il y a, dans le conduit, du pus qui provient de la gomme ulcérée. Après lavage, l'examen du conduit et du tympan avec l'otoscope de Brunton ne révèle aucune lésion. Pas de troubles de l'audition.

Traitement local : Emplâtre de Vigo. A l'intérieur, iodure de potassium 4 gr.

21 juillet. Le gonflement a beaucoup diminué. Le méat auditif est complètement dégagé. Limitée à la conque, l'ulcération présente à peine les dimensions d'une pièce de vingt centimes. Le fond en est granuleux et rosé. (C'est la dernière fois que nous voyons le malade).

CHAPITRE II.

Accidents de l'oreille moyenne.

I. Accident initial.

Le 23 juin 1863, M. Fournié communiquait à l'Académie de médecine l'observation d'un malade atteint de syphilis à la suite du cathétérisme des trompes d'Eustache. C'était la première observation publiée, mais, le malade qui l'avait fournie, était le cinquième chez lequel Ricord rencontrait le chancre syphilitique de l'orifice guttural des trompes. Ce malade, ainsi que ceux déjà examinés par l'illustre syphiligraphe, avait été soigné pour une affection d'oreilles par un spécialiste dont le nom acquit bientôt une fâcheuse célébrité.

Observation XIX (résumée).

Fournié. Archiv. génér. de méd., t. II. p. 287, 1863.

M. X..., 18 ans, paraît doué d'une constitution robuste. Voix nasonnée.

Obsédé par des craquements dans les mouvement de la mâchoire, il a consulter le Dr X..., qui cathétérise les trompes plusieurs fois (décembre 1861).

Les amygdales augmentent de volume et demeurent douloureuses. Puis survient un peu de surdité. Extirpation des amygdales le 27 décembre.

Après quelques jours de calme, recrudescence dans la douleur. Le 8 mars, le malade consulte le Dr Fournié qui constate une ablation incomplète des amygdales et une légère inflammation de la muqueuse bucco-pharyngienne. Le rhinoscope décèle une obstruction du canal naso-pharyngien par une matière grisâtre, pultacée qu'on enlève et au-dessous de laquelle on constate une vaste ulcération à fond grisâtre, recouvrant toute la région sus-palatine. Adénite cervicale postérieure.

11 mars. Les ulcérations envahissent les amygdales et la paroi bucco-pharyngienne. Eruption dans le dos, à la face, sur le cuir chevelu. Consultation avec M. Ricord qui reconnaît facilement l'origine du mal. (Protoiodure de mercure et iodure de potassium).

Le 21. Les ulcérations naso-pharyngiennes commençaient à se nettoyer ; ce qui restait des amydales avait été détruit par l'ulcération. La paroi pharyngienne correspondante commençait à se nettoyer.

D'autre part, ulcération de la base de la langue, des replis aryténo-épiglottiques, des cartilages aryténoïdes et de la cavité laryngienne. Douleurs atroces pendant la déglutition. Toux pénible. Pustules d'ecthyma à la face. Faiblesse. Fièvre.

Le 27. Etat local sensiblement amélioré. Même état général.

20 avril. Ulcérations laryngienne et naso-pharyngienne complètement cicatrisées. Disparition de la surdité et de la douleur pendant la déglutition. Quelques croûtes d'ecthyma seulement. Au bout de deux semaines, il ne restait plus de trace des manifestations syphilitiques.

Les faits se multiplièrent. En 1864, M. Lailler (1) présentait à la Société médicale des hôpitaux une malade qui, un mois après un cathétérisme des trompes, pratiqué par le même Dr X, était prise de fièvre intense, d'ulcération de la gorge, d'adénite sous-maxillaire, d'enchifrènement et d'ozène. La narine gauche et les parois du pharynx présentaient encore des traces de l'accident primitif.

Peu de temps après, M. A. Fournier observait deux cas de syphilis produits par le même mode de contagion, le premier chez un enfant de dix ans, le second chez un adulte qui se plaignit, quelques semaines après le cathétérisme, de douleurs dans un côté de la gorge et présenta bientôt sur le corps des éruptions caractéristiques.

Les nouveaux faits sont ensuite signalés par Gubler (2), qui, avec MM. Gosselin et Ricord, constata, par l'examen

(1) Gaz. hebd., p. 810, 1864.

(2) Cité par M. Bruncher, loc. cit.

rhinoscopique, chez un malade un chancre syphilitique siégeant au pourtour du pavillon de l'oreille, par Vigla (1), par Hillairet (2) qui rapporta cinq cas semblables. En 1865, M. Bucquoy appelle de nouveau l'attention de la Société médicale des hôpitaux sur un cas identique d'infection syphilitique.

Observation XXX.

Bucquoy. Gaz. hebd. p. 556, 1865.

Jeune homme de 21 ans présentant sur tout le corps une éruption papulo-squameuse à teinte cuivrée de nature syphilitique évidente (24 juin 1865). Impossible de trouver la porte d'entrée de l'infection ni sur les parties génitales, ni du côté de l'anus; ganglions inguinaux indemnes. On apprit alors que ce jeune homme, atteint d'une *légère surdité*, avait été plusieurs fois soumis au cathétérisme de la trompe d'Eustache par ce même spécialiste, dont la négligence coupable a déjà fait tant de victimes de même nature. Le premier cathétérisme remontait au 8 mars; depuis le 4 juin, les maux de gorge s'étaient déclarés et présentement on observait encore un engorgement des ganglions sous-maxillaires et une rougeur diffuse de la gorge.

Le malade fut soumis à l'examen de M. Brouardel et de M. Cullerier qui partagèrent tous deux la manière de voir de M. Bucquoy.

Presque en même temps, ajoute M. Bucquoy, M. Danyau voyait avec M. Cullerier une dame de province, mariée depuis dix ans, mère d'un enfant bien portant, qui était venue, à la suite de quelques troubles de l'ouïe, se soumettre à Paris à un traitement prolongé pendant lequel le cathétérisme de la trompe fut plusieurs fois pratiqué. Devenue enceinte de nouveau, elle eut des accidents syphilitiques évidents, transmit la vérole à son mari et mit au monde un enfant syphilitique. Son médecin, dont les

(1) Cité par M. Bruncher.
(2) Loc. cit.

soupçons furent éveillés par les faits communiqués à l'Académie de médecine, adressa sa cliente à MM. Danyau et Cullerier qui n'hésitèrent pas à reconnaître l'origine et la filiation des accidents

A partir de cette époque, aucun fait n'a été publié.

Ces chancres ont présenté des caractères communs que nous trouvons heureusement formulés dans la thèse de M. Bruncher. Voici les principaux :

1° Chancre initial très étendu, siégeant dans la région sus-palatine ou au pourtour du pavillon de la trompe ;

2° Adénopathie, tantôt des ganglions cervicaux postérieurs, tantôt des ganglions sous-maxillaires ;

3° Accidents secondaires généralement intenses du côté de la muqueuse bucco-pharyngienne, angine très douloureuse, catarrhe naso-pharyngien, ozène, surdité ; du côté de la peau, nombreuses syphilides ;

4° La syphilis paraît avoir suivi une marche rapide ; les accidents ordinairement tardifs, ecthyma, ozène, sont apparus à une époque assez rapprochée du début.

Une indication pratique de la plus haute importance se dégage de cet ordre de faits ; pour prévenir la contagion, il faut, après chaque cathétérisme, procéder à un nettoyage minutieux des instruments qui ont servi à le pratiquer. Il vaudrait mieux encore, si possible, que chaque malade possédât un cathéter. Quant au traitement de l'accident lui-même, il ne diffère nécessairement pas de celui de la diathèse dont il est la première manifestation ; dans les cas que nous avons passés en revue, une médication mixte énergique a donné les meilleurs résultats.

Après les chancres syphilitiques consécutifs au cathétérisme de la trompe d'Eustache, il convient de signaler les accidents qui peuvent se développer dans l'oreille moyenne sous l'influence des chancres de la gorge. Ces accidents sont ceux d'une obstruction des trompes d'Eustache et d'une hyperhémie de la caisse. Dans le cas que nous relatons, le seul que nous ayons pu relever, le malade présentait un chancre du pilier antérieur gauche; quelques jours après l'apparition de ce chancre, il devint sourd de l'oreille gauche et se plaignit en même temps de vives douleurs de cette oreille. Nous nous bornons à mentionner ce fait, qui nous fait déjà prévoir la possibilité du retentissement des angines syphilitiques secondaires sur l'oreille moyenne.

Observation XXI (résumée).

Chancre du pilier antérieur. Syphilis ignorée. Par le Dr Barthélemy, chef de clinique à l'hôpital Saint-Louis. (Annales des mal. de l'or., t. VI, p. 316, 1880.)

Chalot, 28 ans, garçon de salle, sans antécédents héréditaires ni personnels, se présente à la consultation de l'hôpital Saint-Louis, dans les premiers jours d'octobre. Mal de gorge modérément intense, et malaise général.

A l'examen de la gorge, rougeur très vive, très intense, violacée même du côté gauche, diffuse sur la ligne médiane et n'occupant ni le côté droit ni le pharynx; l'amygdale droite est absolument norma Donc, lésion *nettement limitée.*

Amygdale gauche rouge, tuméfiée, notablement proéminente. Sur le pilier antérieur gauche, lésion lisse, en forme de croissant, de plaque demi-ovalaire et courbe, située sur le bord même du pilier.

Cette lésion présente tous les caractères d'une *simple érosion.* Le fond est lisse, les bords sont à peine saillants. Au toucher, *induration* manifeste; base épaissie, cartilagineuse, fortement parcheminée et toute différente de la dureté due à la tension du voile du palais.

Immédiatement au-dessous de l'angle de la mâchoire, *ganglion très dur*, peu douloureux à la pression, du volume d'une noix. Le long du mastoïdien, chaine ganglionnaire très engorgée. Cette pléiade se prolonge jusque dans le triangle sus-claviculaire.

Au bout de quelques jours, le malade souffre davantage du cou; les contractions du mastoïdien sont pénibles. « Un autre phénomène s'est produit, en rapport probable avec l'inflammation et l'hypertrophie de l'amygdale et une oblitération plus ou moins complète de la trompe d'Eustache : c'est la *surdité* de *l'oreille gauche.* Le malade se plaint de beaucoup *souffrir dans l'intérieur* de *l'oreille* ; il cherche parfois à se gratter soit par la gorge, soit par le conduit auditif externe. Les gargarismes émollients et narcotiques adoucissent peu cette douleur, qui s'irradie dans tout le cou et dans tout le côté gauche de la tête. »

Cicatrisation de la lésion dans l'espace d'une quinzaine de jours.

Quelque temps après, manifestations secondaires (roséole, syphilides papulo-érosives des lèvres et de la langue).

II. Accidents secondaires.

De toutes les manifestations de la syphilis sur les organes de l'ouïe, celles qui frappent l'oreille moyenne sont les plus fréquentes. Parmi ces manifestations, les unes sont bénignes et disparaissent avec la cause qui leur a donné naissance. D'autres, heureusement plus rares, malheureusement moins connues, entraînent parfois des lésions fatales pour l'audition.

Les auteurs divisent généralement l'étude de ces accidents secondaires en deux parties : une première comprend les accidents qui se produisent dans l'oreille moyenne par propagation de la syphilis pharyngée ; la seconde traite des accidents qui apparaissent sans lésion de voisinage.

Nous adoptons cette division.

1° *Accidents par voisinage de syphilides pharyngées.*

« Lorsque les syphilides pharyngées siègent au niveau, au voisinage ou même à une certaine distance de l'orifice de la trompe d'Eustache, elles deviennent parfois l'origine de troubles plus ou moins marqués de l'audition : *bourdonnements* continus ou intermittents, *sifflements* d'oreille, *otalgie, dureté de l'ouïe,* voire *surdité* presque complète. Ces divers symptômes ne sont pas absolument rares dans la période secondaire et je les recommande d'autant plus à votre attention que l'origine spécifique de tels accidents reste le plus souvent méconnue.

« Certes, les troubles auditifs qui se produisent dans la période secondaire, ne dérivent pas toujours de lésions pharyngées; mais, pour bon nombre de cas, je l'affirme, ils sont la conséquence de syphilides de l'arrière-gorge, qui tuméfient, altèrent ou ulcèrent la muqueuse au voisinage de la trompe et produisent même parfois une obstruction de ce canal ».

Nous avons cru devoir citer ce passage d'une leçon clinique (1) de M. le professeur Fournier. Il résume d'une façon saisissante les traits principaux de cet ordre d'accidents.

Disons tout de suite que ces accidents sont signalés comme les plus fréquents par la plupart des auteurs, Toynbee, Itard, Bonnafont, Grüber, etc. On connait la fréquence des lésions secondaires du pharynx. Lorsque l'angine spécifique présente une certaine intensité, lorsqu'elle détermine une tuméfaction assez considérable de la cavité naso-pharyngienne, lorsque surtout les syphilides siègent au niveau de l'orifice guttural des trompes, il est naturel d'admettre qu'il y ait sur l'oreille moyenne un retentissement mécanique de la lésion voisine. Mais, il est également démontré que les lésions spécifiques du naso-pharynx peuvent se propager à l'oreille moyenne. Wreden (2) a prouvé l'existence d'une véritable otite moyenne diphthérique, consécutive à la diphthérie des fosses nasales et du pharynx. De même, les affections syphilitiques de l'arrière-

(1) Alfred Fournier. Leçons cliniques sur la syphilis, p. 444.
(2) Cité par M. Duplay. Traité de pathologie externe, t. IV, p. 93.

gorge sont souvent la cause déterminante d'inflammations aiguës de la trompe et de la caisse.

Les accidents *peuvent se limiter à la trompe* (Grüber). Ce sont alors les signes de l'obstruction de la trompe : affaiblissement de l'ouïe, bruits subjectifs, sensation de plénitude et de tension dans l'oreille et dans la tête.

Mais, le plus souvent, la caisse est envahie et les accidents revêtent la forme d'une *otite moyenne*, d'un catarrhe de la caisse et de la trompe. Les malades se plaignent d'une sensation de plénitude, de bourdonnements ; l'audition se perd très rapidement, en huit jours dans le cas que nous avons observé, quelquefois en un ou deux jours (Sturgis).

La surdité se manifeste à des degrés divers : l'échappement de la montre est perçu dans le voisinage du pavillon ou même seulement au contact. L'audition de la voix très haute est seule conservée. Cette surdité présente un caractère spécial : elle est *intermittente*. Lorsqu'on pratique le cathétérisme de la trompe, la perception auditive redevient normale pendant un temps variable. (Obs. XXI.)

La membrane tympanique révèle, à l'inspection, une coloration d'un gris terne ; elle a perdu son éclat. Elle est déprimée à son centre ; le manche du marteau semble raccourci ou s'efface parfois au point de ne plus pouvoir être distingué. La membrane présente un état d'épaississement, d'infiltration, signalé par plusieurs auteurs, mais dont Sturgis, se basant sur trois observations récentes, tend à faire un signe pathognomonique de l'otite moyenne syphilitique.

Enfin, les altérations de la membrane du tympan peuvent être beaucoup plus sérieuses. On a noté des perforations. M. Bonnafont (1) est allé jusqu'à décrire une my-

(1) Bonnafont. Maladies de l'oreille, 3e édit., 1873.

ringite syphilitique, que nous n'avons, d'ailleurs, trouvée mentionnée par aucun autre auteur.

Lorsque l'otite est très grave, il se produirait, d'après Grüber, Schwartze, Guerder, une inflammation du périoste frappant surtout les osselets et le périoste. Cette forme d'otite grave est remarquable par la vivacité des douleurs qui présentent une exacerbation nocturne (Sturgis), par l'intensité de la cophose, qui, d'après Roosa, indique la propagation des accidents au labyrinthe, par la violence des bourdonnements.

Les otologistes signalent une otite moyenne suppurée consécutive aux lésions spécifiques du pharynx. Nous pensons que c'est une forme assez rare de cette classe d'accidents secondaires. Dans la seule observation authentique que nous ayons pu relever (obs. XXVIII), le malade était atteint d'une otorrhée ancienne, et Sturgis, qui relate cette observation, fonde son diagnostic d'otite syphilitique sur l'infiltration du tympan.

Est-il possible d'établir le diagnostic de l'otite moyenne syphilitique par des signes pathognomoniques? Nous pensons, dans l'état actuel de la science, que c'est surtout dans les manifestations pharyngées qu'il faut chercher la preuve de l'origine spécifique de cette otite.

Généralement, elle se termine par résolution. En même temps que s'effacent les lésions du pharynx, les divers phénomènes, qui avaient annoncé leur retentissement dans l'oreille moyenne, disparaissent à leur tour. L'ouïe s'améliore graduellement. Toutefois, la guérison une fois obtenue, il peut rester des traces définitives de ces accidents : elles consistent surtout en des *cicatrices* de la trompe pouvant amener son obturation (Grüber). Il convient donc au médecin de se montrer réservé sur le pronostic, relativement au rétablissement plus ou moins complet de la fonction auditive.

Dès que la nature de l'affection est reconnue, le traitement spécifique doit être institué. Il sera aidé d'un traitement local qui répondra aux indications fournies et par l'état de la syphilis pharyngée et par le degré de gravité de l'otite moyenne.

Observation XXII (personnelle).

G... (Jean), 25 ans, garçon laitier, entre le 23 juin 1883 dans le service de M. le professeur Fournier, salle Saint-Louis, n° 6.

Pas d'antécédents héréditaires ou personnels.

Il y a environ deux mois et demi, sur le côté gauche du fourreau de la verge apparut une lésion qui fut diagnostiquée chancre syphilitique et pansée au calomel. Adénopathie inguinale à gauche.

Au bout d'un mois environ, croûtes dans les cheveux, syphilides érythémateuses sur le corps.

Depuis quinze jours, le malade souffre de la gorge, la déglutition est devenue difficile. En même temps, *bourdonnements* dans les oreilles et *dureté de l'ouïe rapidement progressive*. Maux de tête violents à droite, avec caractère nocturne.

Etat actuel. — 25 juin. Cicatrice parcheminée au siège du chancre syphilitique. Vestiges de roséole sur le corps. *Syphilides amygdaliennes* et de la *base de la langue.*

Le malade n'entend que la voix haute. Le diapason est perçu des deux côtés ; mais, à droite, la montre n'est entendue qu'au contact. Les bourdonnements (sifflet, bruits de cloches) persistent.

L'examen otoscopique ne révèle aucune altération importante dans les deux oreilles ; cependant le tympan droit est concave, et le manche du marteau semble raccourci. Le *cathétérisme des trompes, pratiqué par M. Hermet, rend immédiatement l'audition au malade.*

5 juillet. La surdité s'est reproduite. Depuis deux jours, vives douleurs dans l'oreille gauche.

Le 7. Otorrhée à gauche. Le conduit auditif est atteint d'un gonflement considérable avec rougeur ; il présente, dans le voisinage de la membrane tympanique, une ulcération de la paroi antérieure.

Le pharynx et les piliers antérieurs et postérieurs sont rouges, tuméfiés et recouverts de mucosités épaisses. L'examen rhinoscopique, que nous pratiquons avec l'aide du Dr Brunschvig, est rendu extrêmement difficile par la présence des mucosités ; cependant, ces mucosités étant détachées, on peut constater des plaques muqueuses au niveau de l'orifice des trompes, et surtout de la trompe gauche dont le pourtour offre un gonflement notable.

Le même jour, ce malade quitte le service de M. Fournier.

Observation XXIII (résumée).

Scheitmann. In France médicale, 1857, p. 220.

Surdité syphilitique. Précipité rouge.

Un négociant de 43 ans avait, depuis trois mois environ, une dureté de l'ouïe qui avait toujours augmenté, et à laquelle s'étaient joints un bruit désagréable et de violentes douleurs dans les oreilles. L'examen local ne fit rien découvrir ; mais le malade avait eu, six mois auparavant, des ulcères syphilitiques au gosier pour lesquels il avait fait une cure de sublimé. Des sangsues derrière les oreilles et une purgation avaient fait disparaître les bruits et les douleurs, et l'iodure de potassium ne donnant pas de bons résultats, M. Scheitmann prescrivit, soir et matin, un quart de grain de précipité rouge en pilule, qui dut être momentanément suspendu pour un peu de ptyalisme : l'ouïe revint quand le malade eut pris douze grains de ce remède, qui fut encore continué pendant quinze jours (Unger, Zft).

Observation XXIV.

Dr Farre. The Lancet, janvier 1858. In Union médicale, 1858.
Surdité syphilitique.

Un jeune homme de 20 ans entre à l'hôpital, le 8 janvier 1858, portant, sur toutes les parties du corps, une abondante éruption syphilitique ; il est ouvrier en papier peint, et a contracté la vérole il y a environ deux ans ; les accidents primitifs ont été promptement guéris. Dernièrement, il a eu une attaque de rhumatisme, et bientôt après s'est manifestée cette éruption tellement abondante qu'elle a nécessité son entrée à l'hôpital. Il y était à peine depuis quelques jours qu'il devint complètement sourd des deux oreilles. On appliqua un vésicatoire derrière l'oreille droite, et, le 15 janvier, il pouvait entendre un peu de cette oreille. Il prit, en outre, de l'iodure de potassium ; l'état de l'oreille gauche n'a pas changé, tandis que celui de l'oreille droite s'est considérablement amélioré.

Il est très probable que, chez ce jeune homme, la surdité reconnaît pour cause l'inflammation de la gorge transmise à l'oreille ; car il a encore, en ce moment, des plaques ulcéreuses au fond de la gorge.

Observation XXV.

Lagneau père. Obs. rapportée par Lagneau fils. Maladies du système nerveux, p. 511, 1860.

Chancres. Alopécie. Angine. *Otite. Surdité.* Traitement hydrargyrique. Guérison.

M... eut jadis, à différentes époques, plusieurs chancres à la verge, qui furent simplement cautérisés. Dans le courant de juin 1849, ses cheveux tombèrent en grand nombre.

Le 29 décembre, nouveau chancre indolent situé à droite du filet, existant depuis quinze jours. (Pansement au calomel, pilules bleues, tisane de salsepareille.)

14 janvier. Une *otite* s'est montrée depuis quelques jours, à la suite d'une inflammation de l'arrière-bouche ; le malade, qui est devenu *sourd d'une oreille* et ne peut dormir, a cessé le traitement depuis trois jours. (Gargarisme à l'alun.)

23 janvier. Le traitement hydrargyrique ayant été repris, légère amélioration.

22 février. M... a retrouvé le sommeil. La surdité diminue considérablement ; seulement les gencives sont le siège d'une légère irritation ; suspension, pendant sept jours, du traitement mercuriel précédemment suivi. Puis, nouveau traitement antisyphilitique par les pilules de deuto-chlorure de mercure et la tisane sudorifique édulcorée avec le sirop de Cuisinier. Guérison complète de la surdité et des autres accidents syphilitiques.

Observation XXVI (résumée).

Toynbee. Maladies de l'oreille, Paris, 1874, p. 219.

H.-L.' Esq. me consulte le 25 juin 1863. Mal de gorge syphilitique. Depuis deux mois, surdité bilatérale. La voix criée est seule entendue. Bourdonnements constants, mais variables. Un jour, après un gargarisme, amélioration à droite pendant douze heures.

Distance de l'audition des deux côtés : 12 millimètres. Tympans imperméables. Cautérisations au nitrate d'argent sur le pharynx ; vin ferrugineux ; guérison le matin, pendant deux jours ; récidive ; après un mois, guérison définitive.

Observation XXVII (in extenso).

Sturgis. Boston medical and surgical record, 3 juin 1883.
Otite moyenne syphilitique.

M. X... me raconte que l'accident initial apparut le 21 avril 1873. Chancre induré balano-préputial avec induration très marquée. Adénopathie inguinale double. Le 16 mai, disparition de la lésion primitive, qui fut traitée par le calomel, mais persistance de l'induration ganglionnaire des aines. A cette époque, syphilides érythémateuses sur le corps, céphalalgie à caractère nocturne, adénopathie cervicale antérieure et postérieure, rougeur de l'isthme du gosier. Pas de plaques muqueuses de la gorge ni de la langue. Le malade suivait alors un traitement par l'hydrargyre et par le fer.

Le 5 juin, les syphilides érythémateuses avaient entièrement disparu. La polyadénopathie diminuait. Mais le malade souffrait depuis trois ou quatre jours d'une douleur de l'oreille gauche, s'irradiant dans la mâchoire inférieure et avec exacerbation nocturne. A l'examen, la membrane du tympan opaque présentait une perforation ; la caisse paraissait humide et comme infiltrée. Pas de congestion vasculaire apparente.

Instillation d'atropine dans l'oreille. Les pilules d'hydrargyre et de fer sont continuées.

Quatre jours après, la douleur d'oreille avait entièrement disparu. Le membrane tympanique, toujours perforée, était moins opaque ; la tache lumineuse commençait à se montrer. Il y avait moins d'humidité.

L'amélioration se fit progressivement. La tache lumineuse reparut. Mais la perforation persista.

En octobre 1873, ce malade eut une attaque d'épilepsie, probablement d'origine syphilitique.

Observation XXVIII (résumée).

Sturgis. Loc. cit.

L. M. N... eut un chancre syphilitique préputial en mai 1873. Adénopathie inguinale droite.

En juin, céphalalgie, sentiment de lassitude, douleurs rhumatoïdes à caractère nocturne. Rougeur érythémateuse sur le tronc et dans la gorge. Quelques papules du cuir chevelu. Pas d'alopécie. Adénopathie cervicale postérieure.

(Traitement par le mercure et par le fer.)

En août, ce malade eut de la pharyngite. Il accusa en même temps une *sensation de plénitude* et des *tintements* dans l'*oreille gauche*, avec *surdité* du même côté. Il y avait plutôt de la gêne que de la douleur.

A l'examen, l'oreille droite ne présentait rien d'anormal. Dans l'oreille gauche, diminution de la tache lumineuse. La membrane du tympan paraissait gonflée et infiltrée. L'audition était diminuée.

Au bout de trois semaines de traitement, la tache lumineuse reprit ses dimensions normales ; le tympan présenta son aspect habituel et l'audition redevint bonne.

Observation XXIX (résumée).

Sturgis. Loc. cit.

F. G. H... fut examiné pour la première fois le 5 avril 1873. L'accident initial remontait au mois de mai 1872.

Trois ou quatre mois après, il eut de la céphalalgie nocturne, de l'angine et une éruption sur les bras et les jambes. En même temps, il perdit ses cheveux.

Sous l'influence d'un traitement interne, probablement spécifique, ces accidents disparurent. Puis, récidive du mal de gorge. Puis, la vue de l'œil gauche alla en s'affaiblissant.

Je vis le malade pour la première fois le 5 avril et diagnostiquai une iritis à gauche, et des plaques muqueuses de la langue et de la gorge. (Frictions mercurielles alternées avec l'usage interne du proto-iodure hydrargyrique; instillations d'atropine dans l'œil malade.)

Le malade allait mieux, quand en mai il se produisit des syphilides érosives de la gorge, à droite; en même temps, douleur dans l'oreille droite.

En interrogeant le malade, j'appris qu'il avait eu autrefois une otite suppurée; mais il y avait si longtemps, qu'il ne pouvait en préciser l'époque.

A l'examen de l'oreille droite, je trouvai une perforation de la membrane du tympan. La tache lumineuse avait presque entièrement disparu. Ce qui restait de la membrane était opaque et comme infiltré. Le long du manche du marteau, il y avait un épaississement interstitiel, que le Dr Roosa attribue aux anciennes suppurations, mais qui, dans ce cas, paraissait s'être développé depuis l'infection syphilitique.

L'oreille gauche présente un peu de congestion. Le tympan est fortement concave, opaque, épaissi, sans tache lumineuse. L'audition est affaiblie d'un tiers.

En mai, les manifestations syphilitiques de la gorge étaient guéries. La douleur d'oreille avait complètement disparu. A l'examen, le tympan droit avait perdu son aspect humide ; il était plus clair, plus rosé, mais la tache lumineuse n'avait pas reparu. Rien de changé dans l'oreille gauche.

A la fin de mai, la membrane tympanique droite avait repris son aspect normal ; l'infiltration s'était résorbée. La tache lumineuse commençait à devenir visible. L'oreille gauche restait la même. Enfin, l'audition était meilleure à droite qu'à gauche.

2° *Accidents secondaires sans lésion de voisinage.*

Indépendamment des cas où les lésions syphilitiques du pharynx retentissent sur l'oreille moyenne, on peut rencontrer des accidents directs de la caisse. Betz (1) rapporte une observation dans laquelle la membrane du tympan, pendant le cours d'une syphilis secondaire, est épaissie, perforée dans presque toute sa moitié inférieure ; le marteau, à peine reconnaissable, adhère, à l'aide d'une fausse membrane, à la paroi de la caisse. Le promontoire est déformé ; la cavité de l'oreille moyenne renferme du pus, la membrane en est partout épaissie et infiltrée, mais elle n'est pas ulcérée. « Quoique ce fait, dit M. Lancereaux qui cite cette observation, laisse quelque doute sur le point de départ de l'altération, il y a néanmoins lieu de penser que la cavité de l'oreille moyenne, en raison même de la texture de ses parties, est favorablement disposée à subir l'influence de la syphilis et qu'aux lésions consécutives il convient d'ajouter des lésions directes pouvant amener la surdité. »

(1) Betz. Vollstandige traubheit nach syphilis. Memor VIII, p. 5, 1863.

Grüber, se fondant sur son expérience personnelle, dit avoir vu la syphilis secondaire débuter par l'oreille moyenne, sans manifestations du côté du pharynx. M. Martineau (1) a observé, chez des sujets strumeux, plusieurs cas d'otorrhée se développant dans la période secondaire de la syphilis; ce savant syphiligraphe considère la scrofule comme une cause prédisposante réelle des lésions secondaires de la caisse.

Les accidents observés ont été ceux des otites moyennes suppurées chroniques : otorrhée, perforation du tympan, voire même carie des osselets. Les faits que nous avons relevés, ne sont ni assez nombreux ni assez probants pour que nous tentions de faire de cette otite moyenne suppurée une description spéciale.

A côté de ce catarrhe purulent de la caisse, Grüber décrit une *otite moyenne sèche, hypertrophique*, dans laquelle la membrane du tympan, la caisse, les osselets, la trompe les cellules mastoïdiennes peuvent être atteints d'hypertrophie. Ordinairement constituées par un exsudat superficiel, les lésions pourraient encore affecter la forme de brides, de fausses membranes et même de tumeurs.

Schwartze (2) admet également cette otite sèche; mais, il lui préfère le nom de *périostite chronique de la caisse*. Presque toujours bilatérale, elle n'atteint les deux oreilles que successivement. Elle s'accompagne d'une surdité assez prononcée. La voix haute est seule entendue. L'échappement de la montre n'est perçu que par le contact.

La membrane du tympan est déprimée, opaque. Schwartze l'a vue présenter, dans un cas, une teinte cuivrée, fait déjà observé par Politzer.

(1) Communication orale.
(2) Cité par Guerder, loc. cit.

La douleur siège au début dans l'oreille, mais, au bout de quelques jours, elle s'étend aux régions temporale et frontale, et présente des exacerbations nocturnes. Les bourdonnements sont constants.

Le traitement général n'a donné à Schwartze et à Grüber, dans cette sorte d'otite, que des résultats peu satisfaisants.

III. Accidents tertiaires.

Les accidents de l'oreille moyenne, dans la période tertiaire de la syphilis, sont le plus souvent consécutifs à des gommes de la région naso-pharyngienne. Même mode de production que dans la syphilis secondaire du pharynx. La syphilide gommeuse s'accompagne d'un gonflement qui gagne l'orifice de la trompe et en obstrue plus ou moins complètement la lumière.

Dans les cas les plus simples, cette obstruction ne présente pas de signes spéciaux. Mais, parfois, l'ulcération qui résulte de la fonte de la gomme, détruit l'orifice guttural de la trompe et sa réparation devient le point de départ habituel des cicatrices que l'on rencontre à ce niveau, d'après M. le profeseur Duplay.

Ces cicatrices peuvent déterminer l'obstruction des trompes. Lindenbaum (1) a observé un cas d'oblitération complète cicatricielle de l'orifice de la trompe chez une femme syphilitique âgée de 42 ans, sourde depuis plusieurs années. On observe encore, à la suite de ces cicatrices, l'adhérence des parois de la trompe, non seulement à l'orifice, mais encore en différents points du conduit (Urbantschisch). A l'auscultation de l'oreille, lorsqu'on in-

(1) Cité par M. Duplay, loc. cit.

suffle de l'air dans la caisse, on entend un bruit sibilant, si la trompe, quoique rétrécie, est encore perméable; on ne perçoit évidemment rien, si l'air ne pénètre pas.

Enfin, il est des cas graves où, à la suite de syphilis naso-pharyngienne, d'ostéites naso-crâniennes, les lésions osseuses se sont étendues à la trompe, à la caisse et au labyrinthe. Comme les lésions osseuses de l'oreille moyenne et interne se confondent le plus souvent dans ces cas, nous n'en séparons pas l'étude que nous renvoyons au chapitre suivant.

Observation XXX.

Itard. Dict. des Sc. méd., article *Surdité*, Paris, 1821.

Chez un garçon de théâtre, ulcères syphilitiques ayant rongé les amygdales et une partie du voile du palais. Abolition de l'ouïe à droite; surdité variable et moins intense à gauche.

Injection d'eau tiède dans la trompe. Légère douleur au fond du conduit ; diminution subite de la surdité du côté affecté. Le lendemain, douleurs vives, bourdonnements, puis retour de la fonction ; un peu de douleur. Deux récidives, guérison finale.

Observation XXXI.

Itard. Maladies des oreilles, 1842.

Chez un domestique, ancienne syphilis mal soignée. Eruptions multiples, lésions osseuses, exostoses.

Ulcère occupant le pilier postérieur gauche, semblant se propager vers les fosses nasales et donnant un muco-pus très fétide. Surdité gauche avec douleurs vives. La surdité était plus intense le matin et diminuait quand il s'etait mouché, ou lorsqu'il avait expulsé des crachats constitués par une matière jaunâtre, épaisse, mêlée de sang.

Traitement reconstituant, puis liqueur de Van Swieten. Guérison rapide.

Observation XXXII.

Dominel et Lepreste. Arch. génér. de méd., 1530.

Chirot, 33 ans. Deux chancres. Plus tard, ulcérations du voile du palais et du pharynx, *surdité* persistante. Traitements divers; surdité revenant par intervalles. Convulsions épileptiformes. Mort.

Autopsie. — L'orifice de la trompe d'Eustache droite présente un bourrelet dur, engorgé, laissant à peine passer un stylet; ulcère pharyngien derrière le voile; perforation de la voûte.

CHAPITRE III.

Accidents de l'oreille interne.

A mesure que nous gagnons les régions profondes de l'oreille, le problème de la syphilis auriculaire devient plus difficile, plus obscur, plus controversable en même temps que plus controversé. La plupart des auteurs, dans les observations isolées qu'ils rapportent, se bornent le plus souvent à l'hypothèse d'une lésion syphilitique du labyrinthe; mais, faute d'autopsies, ils ne peuvent soumettre les faits cliniques au contrôle de l'anatomie pathologique. Ce n'est qu'exceptionnellement que nous trouvons décrites des lésions anatomiques des parties molles de l'oreille interne dues à la syphilis.

Le labyrinthe et le nerf auditif peuvent être directement atteints. Alors éclatent tout-à-coup des troubles fonctionnels, que l'exploration de l'oreille externe et moyenne ne permet pas de rattacher à l'état de l'appareil de transmission. Il est des cas, au contraire, où les accidents de l'oreille externe sont consécutifs à une inflammation de la caisse ou bien dépendent de lésions osseuses, exostoses ou caries. Enfin, à côté des accidents qui frappent l'oreille interne, il faut placer les troubles de l'audition qui ont été signalés dans la syphilis cérébrale et le tabes spécifique.

Des causes originelles si diverses d'altération de l'appareil nerveux, soit périphérique, soit central, donnent lieu nécessairement à une symptomatologie variable. Il nous paraît donc utile de les étudier sous quatre chefs principaux et d'établir la division suivante :

I. Accidents labyrinthiques.
- 1° Par lésion directe;
- 2° Par propagation de lésions de l'oreille moyenne ;
- 3° Par lésion osseuse:

II. Accidents auditifs par lésion intra-crânienne.

I. Accidents labyrinthiques par lésion directe.

Ces accidents sont principalement observés à la fin de la période secondaire et pendant la période tertiaire. Toutefois, dans trois cas relatés par St-John Roosa, on les voit apparaître du cinquième au septième mois de l'infection. Ils coexistent souvent avec des manifestations oculaires de la syphilis (Faits de Knapp, de Webster).

Quelle est la nature de la lésion labyrinthique? M. le professeur Duplay (1), dans l'énumération des causes de la maladie de Ménière, signale l'intéressante observation de Knapp dans laquelle les symptômes de cette maladie coïncident avec ceux d'une irido-choroïde aiguë accompagnée d'exsudation séro-albumineuse dans les milieux de l'œil. «Mais, ajoute M. Duplay, quoique l'influence de la diathèse syphilitique sur le développement des affections simultanées de l'oreille et de l'œil ait été manifeste, et quoique l'on soit en droit de supposer que les lésions de l'oreille interne étaient de même nature que celles de l'œil, il est permis de se demander si le labyrinthe a été d'abord et isolément atteint, ou s'il n'a pas été envahi consécutivement à l'inflammation chronique de la caisse. »

Sexton attribue la surdité brusque des syphilitiques à une affection de l'oreille moyenne; et il appuie son opinion de trois observations dans lesquelles les lésions de la caisse sont très légères, à peine appréciables; et la surdité subite

(1) Loc. cit.

paraît résulter surtout d'une altération du nerf auditif. Ces trois cas, seront étudiés plus loin.

St-John Roosa combat les idées émises par Sexton. Il fait remarquer que les observations relatées par cet auteur, se retournent contre lui, que les caractères principaux dans l'ensemble des phénomènes observés ont été l'intégrité plus ou moins absolue de l'oreille moyenne et externe, l'abolition de l'ouïe pour certains sons seulement, enfin la perte plus ou moins complète de la perception du diapason par les os. Pour Roosa, l'affaiblissement notable de l'ouïe qui survient brusquement en l'absence de lésions notables du conduit auditif et de la caisse, et qui n'est pas modifié par le traitement mécanique, doit vraisemblablement être rapporté à une lésion du labyrinthe ou du nerf auditif.

Les recherches anatomo-pathologiques, malheureusement peu nombreuses encore, révèlent des lésions qui justifient, toutefois, les conclusions tirées des faits cliniques.

Chez un soldat syphilitique, mort du typhus, Grüber a constaté une hypérémie considérable de la muqueuse de la caisse, du labyrinthe membraneux qui était épaissi ; il y avait en outre, dans le labyrinthe, une accumulation de liquide sanguinolent. Cette première autopsie ne démontre pas, d'une fabon absolue, l'origine spécifique des lésions constatées. En l'absence d'examen microscopique, on peut se demander si ces lésions n'étaient pas sous la dépendance du typhus. On peut se demander encore, en admettant leur origine syphilitique, si elles n'étaient pas dues à la propagation de l'hypérémie de la caisse.

Les deux autopsies, pratiquées par Moos, sont au contraire concluantes. Dans la première, l'examen microscopique du rocher, ne révèle aucune altération de la caisse et du tympan. Dans le vestibule et les conduits semicirculaires, les membranes adherent çà et là au périoste par des brides conjonctives. Au microscope, les parties encore isolables du labyrinthe membraneux sont infiltrées par des cellules rondes, ainsi que le tissu conjonctif, qui sépare le périoste des membranes. La lame spirale membraneuse, de couleur jaune citron, épaissie, est également infiltrée de petites cellules.

Le second examen porte sur un rocher conservé dans l'alcool. Il y a sclérose et ankylose de l'étrier. Le reste de l'oreille, externe et moyenne, ne présente rien d'anormal. Dans le labyrinthe, le périoste vestibulaire est épaissi, infiltré de petites cellules rondes ou ovales.

Le périoste de la lame spirale osseuse, et principalement les organes de Corti, sont aussi infiltrés. Enfin, les canaux demi-circulaires présentent encore de l'infiltration, mais à un moindre degré que les ampoules et les sacs membraneux dans le tissu cellulaire qui les unit à l'os. Le tronc du nerf auditif n'est pas altéré.

Il est donc permis, dans l'état actuel de la science, d'admettre comme lésions labyrinthiques d'origine syphilitique une périostite et une infiltration cellulaire hyperplasique.

Quels sont les signes de l'otite labyrinthique syphilitique? Ils consistent dans la traduction clinique du *syndrome de Ménière*: vertige, incertitude de la marche, nausées avec ou sans vomissements, bourdonnements d'oreille avec leurs modalités variées, parfois même bruits subjectifs terrifiants, enfin diminution progressive de la faculté auditive.

Tantôt les accidents sont unilatéraux, tantôt ils frappent les deux oreilles, soit simultanément, soit successivement.

Les caractères de la surdité présentent une grande importance, au point de vue du diagnostic différentiel; ils en constituent même l'élément principal. C'est d'abord la rapidité de l'abolition de l'ouïe, laquelle peut se faire en quelques jours, en quelques semaines (Faits de Moos, de Webster). En outre, la surdité serait marquée pour les sons élevés (Roosa). La perception osseuse est presque complètement, souvent même totalement abolie : le diapason et la montre, appliqués sur le crâne, ne sont plus entendus, alors que, placés devant le conduit, ils sont encore, quoique plus faiblement, perçus par le malade.

L'audition de la voix haute est en général conservée.

En même temps que les accidents de l'oreille, on observe sur la peau, sur les muqueuses, sur les yeux d'autres manifestations de la syphilis.

Le *diagnostic* de la syphilis du labyrinthe offre de grandes difficultés. Il n'y a pas, à proprement parler, de signe pathognomonique de cette affection. Le syndrome de Ménière, que M. A. Robin distingue justement de la maladie, décrite pour la première fois par l'illustre médecin en chef de l'Institution des sourds-muets en 1861, est commune à une foule d'états pathologiques. Indépendamment de l'expression du syndrome labyrinthique, des caractères de la surdité, il faut encore chercher des éléments de diagnostic dans les commémoratifs, dans l'absence de lésions appréciables du conduit auditif et de la caisse, dans l'insuccès d'un traitement mécanique, et en général dans les circonstances qui accompagnent l'invasion de l'otite interne.

Le *pronostic* est sérieux. Mais, si la maladie peut aboutir à une cophose incurable, nous voyons, dans la plupart des cas que nous relatons, la surdité améliorée par le traitement général.

Dès qu'on soupçonne l'origine syphilitique du syndrome de Ménière, on doit immédiatement instituer un *traitement spécifique* énergique. Nous verrons, plus loin, que les troubles de l'audition peuvent se manifester encore dans la période prodromique de la syphilis cérébrale, et revêtir aussi la forme de la maladie de Ménière. Une erreur sur la localisation de la lésion syphilitique, dans ces cas loin de porter préjudice au malade, lui serait favorable; un traitement anti-syphilitique actif pouvant prévenir, chez lui, l'explosion d'accidents cérébraux imminents.

Observation XXXIII (résumée).

Syphilis du labyrinthe.

Roosa. Report of the first Congress of the internat. otolog. Society, New-York. In Revue des Sc. méd., t. XIV, p. 699, 1879.

H..., 37 ans. Syphilis depuis six mois. Il y a cinq semaines, survinrent brusquement des bourdonnements et une diminution de l'ouïe. En même temps, pharyngite granuleuse, exanthème papuleux cuivré sur la poitrine et les bras. On l'avait traité sans succès pour un catarrhe de la caisse. Le traitement antisyphilitique améliora très sensiblement l'audition.

Observation XXXIV (résumée).

Syphilis du labyrinthe, par Roosa. Id.

F..., 31 ans. Depuis sept semaines, diminution de l'ouïe, sensation de plénitude et bourdonnements. Syphilis depuis sept mois ; traitement dirigé contre un catarrhe, resté sans succès. On a recours aux mercuriaux. L'ouïe s'améliore.

Observation XXXV (résumée).

Syphilis du labyrinthe. Roosa. Id.

H..., 31 ans. Depuis neuf semaines, bourdonnements. L'oreille gauche est sourde et l'oreille droite n'entend plus que les paroles criées. Depuis sept semaines, vertiges et marche incertaine. Syphilis depuis sept mois. (Onctions mercurielles, KI à l'intérieur). Au bout de cinq semaines, l'amélioration était telle que la parole était entendue à une distance de 20 pieds à droite; mais, à gauche, il n'y avait pas de changement. Les notes de piano, qui semblaient fausses au malade, surtout dans les octaves supérieures, étaient entendues normalement.

Observation XXXVI (in extenso).

Knapp. Archives of ophthalmology and otology, 1871, t. II, nº 1, p 204.
Otite interne syphilitique.

Mme S. D..., 42 ans, souffrait, en mai 1870, de céphalalgie, de nausées et de vertiges depuis quelques semaines; tous les objets semblaient vaciller autour d'elle. Son médecin lui ordonna des applications de glace sur la tête.

Juillet. Elle eut de la pharyngite.

Août. Une éruption de papules rosées sur tout le corps.

23 décembre. Elle fut prise soudain d'un violent mal de tête, de vertiges et de nausées, mais sans vomissements; elle éprouva des tintements d'oreille intenses et une rapide diminution de l'ouïe. Elle ne pouvait rester debout Si elle se couchait sur un côté, son lit et sa chambre semblaient s'incliner sur l'autre côté, comme fait le roulis d'un navire; quand elle se plaçait sur le dos, sa chambre paraissait opérer un mouvement semblable au tangage du navire. A chaque essai qu'elle faisait pour se relever, elle était saisie d'un vertige qui la faisait tomber, tantôt en avant, tantôt de côté, sans préférence pour une direction déterminée.

Dans l'espace d'une semaine, son audition diminua tellement, qu'elle ne pouvait entendre la voix criée.

Ces symptômes persistèrent pendant trois semaines.

12 janvier 1871. Le mal de tête et le vertige augmentèrent soudain. Tous les objets qui entouraient la malade lui semblèrent couverts d'un épais brouillard. En même temps, elle voyait partir devant elle des gerbes d'étincelles et paraître et disparaître successivement toutes les couleurs imaginables. Ces phénomènes ne duraient que quelques minutes; ils se renouvelèrent pendant trois jours et ne reparurent plus.

La malade éprouva une vive douleur aux yeux, au front, aux tempes, et sa vue s'affaiblit de jour en jour.

Elle fut admise à l'Institution des yeux et des oreilles de New-York, le 18 janvier. Les signes d'une ulcération syphilitique de la gorge et d'une éruption papuleuse étaient bien nets. La malade était pâle et amaigrie; elle se plaignait d'une céphalalgie violente, de vertige, de mal de cœur, n'avait pas d'appétit et dormait mal. Les deux yeux étaient rouges et douloureux; la face postérieure des deux cornées était pointillée, les chambres antérieures troubles, les iris décolorés et épaissis, le fond de chaque œil impossible à distinguer. Mais ce qui lui était pénible, c'étaient des bruits dans la tête. Elle pouvait à peine compter les doigts, et ne comprenait pas même ce qu'on lui criait à l'oreille. Elle percevait cependant le son et avait un champ visuel complet des deux côtés. Le mouvement des objets environnants continuait, mais à un degré moindre, quand elle était couchée sur le dos. Aussi paraissait-elle rassurée sur son état.

Je lui ordonnai un demi-grain de calomel (0 gr. 04 environ), associé à un sixième de grain d'opium (un peu plus de 1 centigr.), 5 doses par jour et 3 inches (1) d'onguent mercuriel en frictions sur la peau des membres, également trois fois par jour. Cinq sangsues furent appliquées sur chaque tempe dans la soirée, et on laissa couler le sang pendant deux heures. Sous l'influence du traitement, ses yeux s'améliorèrent très rapidement, et, tous les phénomènes de ce côté s'amendant, on put diagnostiquer une rétinite, malgré l'état brumeux (haziness) du corps vitré. La vue devint également meilleure.

Les progrès du côté de l'ouïe furent plus lents. Après quatre semaines de traitement, le mal de tête, les syphilides cutanées, l'affection de la gorge disparurent tout à fait. La malade pouvait se lever sans tomber, mais chancelait en marchant ; elle se sentait prise de vertiges d'intensité variable et continuait à se plaindre de bruits, cependants moins gênants. Elle était en état de comprendre la voix haute, mais l'échappement de la montre n'était pas entendu. Elle resta en traitement comme malade du dehors (un demi-drachme (2) d'iodure de potassium par jour et électrisation par les courants continus).

22 avril. Je fis le dernier examen et notai l'état suivant : iris et cornées normaux ; vue, 20/40 ; pupilles rondes et mobiles ; papilles un peu hyperhémiées, à bords peu distincts ; portion adjacente de la rétine un peu gonflée. La malade n'entendait pas la montre ; son audition était diminuée de moitié. Loin du crâne, le diapason n'est pas entendu. Quand le diapason est placé devant l'oreille, il est entendu, si les vibrations sont moyennes ; il ne l'est pas, quand elles sont élevées ou basses. Les notes du piano les plus élevées et les plus basses ne sont pas entendues ; de toutes les octaves, ce sont les moyennes qui sont le mieux saisies, moins cependant que par une oreille normale. Les trompes sont libres. Quantité notable de cérumen dans les deux oreilles. Les membranes tympaniques sont parfaitement normales. La peau est nette, l'état général est bon. La malade a gagné du poids ; elle peut marcher seule, mais elle reste sujette aux vertiges. Les bruits continuent, mais ils l'obsèdent moins. L'appétit et le sommeil sont bons.

(1) L'inche vaut 2 centimètres et demi.
(2) Le drachme vaut 1 gr. 77.

Observation XXXVII (in extenso).

Traduite par M. Gibotteau, externe des hôpitaux (1).

Syphilis du labyrinthe. Autopsie. Infiltration cellulaire du labyrinthe. Arch. für Ohrenhlk., von Knapp und Moos, band. III, hft. I, p. 696.

Fille de 17 ans. Syphilitique. Surdité et cécité, survenues brusquement, à droite, à la suite d'un refroidissement (?).

A l'autopsie, Arnold constate une atrophie et des gourmes de l'os temporal droit, l'œdème de la pie-mère, une hémorrhagie dans le corps strié droit.

Moos pratiqua l'examen du rocher : tympan et caisse normaux, ostéite raréfiante. Dans le canal demi-circulaire postérieur, ankylose de la plaque de l'étrier. Dans le vestibule et les canaux demi-circulaires, les membranes adhéraient çà et là au périoste par des brides conjonctives. Au microscope, les parties encore isolables du labyrinthe membraneux ne montraient plus ni membrane conjonctive, ni épithélium. Tout était masqué par un nombre considérable de petites cellules rondes. Le tissu conjonctif, qui sépare le périoste des membranes, était également infiltré de cellules. Les détails du vestibule étaient complètement cachés par une couche du tissu conjonctif hyperplasié.

La lame spirale membraneuse était de couleur jaune-citron, très épaissie, infiltrée de petites cellules.

Observation XXXVIII (in extenso).

Traduite par M. Gibotteau, externe des hôpitaux.

Moos. Wirchow's Arch., t. LXIX, Rd. II, p. 318. Syphilis. Vertiges et bruits subjectifs intenses coïncidant avec des douleurs ostéocopes crâniennes. Abolition extrêmement rapide de l'ouïe. Sclérose du rocher. Périostite dans le vestibule avec infiltration du labyrinthe membraneux par de petites cellules. Ankylose de la plaque de l'étrier — Oreilles moyenne et externe normales.

La syphilis datait de sept ans. Le malade avait été soumis au traitement spécifique à diverses reprises. Mais il vivait dans de mauvaises conditions hygiéniques (alcoolisme, etc.).

Le 22 mai 1874, il se plaint de maux de tête accompagnés de bruits subjectifs « épouvantables » et de toute espèce : sifflements, chants,

(1) Nous adressons nos vifs remerciements à M. Gibotteau pour l'obligeance et le soin qu'il a apportés à la traduction des documents allemands qui se rattachent à notre sujet.

bruits de grêle, etc. En même temps, les vertiges étaient assez fréquents. Cet état de choses durait depuis huit jours, sans que l'ouïe fût notablement affaiblie. (Iodure de potassium et bains « romains-irlandais ».) Ce traitement fut suivi très imparfaitement. Les symptômes persistaient ; l'appareil de transmission était intact (douches d'air sans résultat, etc.).

Cependant, en juin, les vertiges devenaient plus rares, les bruits subjectifs plus faibles. En même temps se déclarèrent des douleurs terribles dans les jambes, et l'on trouva sur les tibias des exostoses étendues. L'examen le plus minutieux ne fit rien découvrir de tel du côté du crâne.

Quelque temps après, le malade retombait dans un état profond de misère physiologique. La cachexie avait fait des progrès ; d'autre part, la céphalalgie et les bruits lui avaient à peu près fait perdre la raison.

Dès le mois de juin, M. Wolf, à qui sont dus tous ces renseignements, diagnostique une irritation labyrinthique grave d'origine syphilitique, seule explication possible d'un tel appareil symptomatique, en l'absence de toute lésion de la caisse.

Le 24 août, tous ces symptômes s'étaient améliorés ; mais l'ouïe était diminuée pour les bruits aigus et le tic tac de la montre, non abolie cependant, puisque le malade entendait parler à voix basse à 20 pieds de distance.

Dans les deux dernières semaines de sa vie, à l'hôpital civil de Francfort, sa surdité bilatérale était devenue plus évidente ; il n'entendait que les mots criés à son oreille.

Suit le bulletin de l'hôpital :

Entrée le 27 août. Céphalée, douleurs aux jambes survenant le soir. (Iodure de potassium, vessie de glace à l'occiput.)

19 septembre. Dyspnée sans signes physiques.

Le 21. Vésicatoires derrière les oreilles.

Le 22. Douleurs plus vives. Bruits subjectifs. Dyspnée.

Le 25. Mêmes symptômes. (Injection de morphine.)

Le 27. Aggravation. Petite toux sèche. Râles dans toute la poitrine. (Ipéca.)

1er octobre. Extrait d'opium. Iodure de fer.

Le 2. *L'ouïe a baissé.*

Le 6. Douleurs plus vives. Bruits subjectifs. Dyspnée. Souffle léger en arrière à droite. Diminution du murmure vésiculaire. Pouls faible. Temp., 40°.

Le 8. T. 40°. *Le malade est très sourd.*

Le 9. Dyspnée intense. Émétique.

Les 12, 13 et 14. Pouls très faible. Dépression considérable. Le malade ne cesse de crier (musc. vomitif).

Le 15. Mort.

Autopsie. — Sept heures après la mort. Rigidité cadavérique considérable. Poumon gauche œdémateux. Poumon droit œdémateux et emphysémateux. Dilatation cylindrique des petites bronches. Rien au cœur. Méninges injectées. Substance cérébrale injectée. Ventricules latéraux dilatés. Rien de notable dans les autres viscères. Le sang est d'une couleur rouge-cerise remarquable.

Examen du rocher droit, qui me fut remis après macération dans l'alcool. La substance osseuse se montre partout sclérosée. L'oreille externe et l'oreille moyenne sont absolument normales. Les seules lésions sont celles du labyrinthe. Le périoste du vestibule est un peu épaissi; la plaque de l'étrier est repoussée en dehors et immobilisée. Le tissu conjonctif, interposé entre l'os et la membrane, est hyperplasié et infiltré de petites cellules. Même altération dans le périoste de la lame spirale osseuse, dans toutes les zones de la lame spirale membraneuse.

L'exsudat est formé de petites cellules rondes, rarement ovales, à un seul noyau, uniformément disséminées, et étroitement pressées.

L'infiltration est moins marquée dans le périoste de la lame spirale osseuse et de la lame pectinée, que dans la région des dents et celle des piliers de Corti, où tous les détails de structure sont à peu près marqués par l'exsudat.

L'infiltration est également plus considérable dans les ampoules, les utricules membraneux et le tissu conjonctif avoisinant, que dans les canaux semi-circulaires. Le tronc du nerf auditif est intact.

Ces lésions s'accordent bien avec ce que Virchow et Wagner ont dit du premier stade de la néoplasie syphilitique. Ainsi, pour le vestibule, le point de départ doit être cherché dans le tissu conjonctif périostique. Mais, dans le limaçon, les choses ne sont pas si simples. Nous n'avons pas constaté la proliferation du tissu conjonctif du stroma. Les lésions étaient moins avancées sur le périoste de la lame spirale osseuse que vers les piliers de Corti. Je n'ai pas vérifié ici l'assertion de Wagner sur les noyaux des capillaires qui, dans les régions pauvres en tissu conjonctif, produiraient par leur prolifération la plupart des cellules de la néoplasie syphilitique. Dans ce cas, on pourrait admettre que la lésion vestibulaire s'est étendue au limaçon par contiguïté, ce qui expliquerait l'inégale altération des différentes zones.

Il reste à déterminer l'étiologie de la localisation de la syphilis sur le vestibule. Comme l'a dit Virchow, ces lésions sont toujours produites par des causes étrangères à la diathèse : traumatisme, etc. On pourrait ici invoquer les refroidissements répétés comme cause d'une périostite du rocher. Nous préférons admettre qu'il s'agit d'une inflammation spécifique, propagée du crâne au labyrinthe à travers le tissu conjonctif de l'os et le périoste. Nous insistons sur l'apparition simultanée des douleurs ostéocopes crâniennes et sur la sclérose granuleuse du rocher.

L'autopsie ne fait malheureusement pas mention de l'état de la voûte cranienne, et je n'ai pu me procurer des renseignements à cet égard. Mais je ne doute pas qu'elle ne présentât, sur une grande étendue, les mêmes altérations que le temporal.

Quant aux troubles qui ont signalé les lésions labyrinthiques, je pense qu'ils étaient dus dans la première période à l'irritation du périoste vestibulaire; dans la seconde, à l'ankylose de l'étrier sur la fenêtre ovale d'une part, d'autre part, à l'infiltration cellulaire du labyrinthe. Toutes ces altérations devaient modifier la pression extra-labyrinthique de façon à abolir les fonctions de l'organe.

Malgré la délicatesse des éléments histologiques de l'organe de Corti, je ne doute pas que toutes les altérations que nous avons eues sous les yeux ne fussent curables, à l'exception de l'ankylose de l'étrier, en l'absence de toute atrophie, caséification ou ulcération.

En résumé, il faudra rechercher à l'autopsie des syphilitiques qui auront présenté de la surdité : l'hyperhémie et l'infiltration cellulaire du labyrinthe membraneux, l'ankylose ou l'hyperostose de l'étrier, la néoplasie conjonctive dans les canaux semi-circulaires, les ampoules et les saccules membraneux.

Observation XXXIX (in extenso).

David Webster. Arch. et otology, New-York, 1883.

Otite interne syphilitique.

Le 27 mai 1874, O. W..., 41 ans, médecin, m'apprend qu'à l'âge de 25 ans, il a été soigné par des praticiens distingués de New-York, pour une tuberculose pulmonaire consécutive à une rougeole. Hémoptysies abondantes et fréquentes.

Pronostic fatal de ces médecins. Le malade use largement de l'alcool et se rétablit peu à peu.

Il y a quatre mois, irrégularités dans les battements du cœur à la suite de grandes fatigues et de manque de sommeil, occasionnés par l'exercice du devoir professionnel. Battements du cœur irréguliers, intermittents, tumultueux, tantôt rapides, tantôt lents. Cet état dura trente heures, et ne se renouvela pas.

Dans ces trois derniers mois, il fut pris d'une fièvre intermittente avec névralgie. De violents maux de tête apparurent le soir vers neuf ou dix heures : ils se prolongeaient toute la nuit et empêchaient le malade de dormir. Fréquentes douleurs névralgiques dans les deux oreilles. Au bout de trois semaines, le malade s'aperçut, pour la première fois, que l'oreille gauche était complètement sourde. Dans la même oreille se produisirent des tintements accompagnés d'une légère douleur.

Acuité auditive. — à droite, normale ; à gauche, *cliquetis des ongles* (click of nails), à 3 inches (7 centimètres 5).

Le diapason, placé soit sur les dents soit sur le front, n'est entendu que de l'oreille droite.

Conduits auditifs normaux. Membranes du tympan intactes. Trompes perméables.

Il semble au malade que sa voix, dont le timbre est normal pour ceux qui l'entendent, résonne comme s'il parlait dans un tambour.

Comme on pouvait rapporter ces troubles à l'influence de la malaria, je lui conseillai de prendre de fortes doses de quinine. Il me répondit qu'il lui était impossible de la supporter ; elle fut donc remplacée par une mixture contenant de la quinoïdine, de l'arsenic et de la strychnine. (Lait; deux heures de sieste à midi.)

1er juillet. Le malade se rappelle maintenant que, depuis trois mois, il a un ulcère à la partie postérieure du cou. Il y a environ six semaines, il a eu une périostite du tibia. Les douleurs névralgiques continuent. L'audition de l'oreille gauche est sensiblement améliorée, le cliquetis des ongles étant entendu à trois pieds (90 centimètres). Le malade prenait de l'iodure de potassium et de l'huile de foie de morue.

Le 15. Pas de mal de tête. Pas de douleurs névralgiques. Il dort bien. L'oreille gauche entend la montre au contact, et la voix de la conversation à dix pieds (3 mètres). Les bourdonnements sont moins forts.

Le 28. Depuis dix jours, ulcère du voile du palais, à peu près guéri par des cautérisations au nitrate d'argent. L'oreille gauche entend maintenant la montre à 6 millimètres (a quarter of an inche).

25 aout. Plaques muqueuses et ulcères de la langue, des lèvres, de la muqueuse buccale. L'oreille gauche entend la montre à près de 4 centimètres.

Le malade se confie alors aux soins du docteur F. Bumstead.

Je complète l'histoire de cette observation par l'extrait suivant d'une lettre que m'adressa le malade le 8 mai 1879, cinq ans après notre première entrevue :

« Je suis heureux de vous apprendre que mon état général est maintenant excellent. J'entends, de l'oreille gauche, l'échappement d'une montre à une longueur de bras, pas aussi clairement cependant que de le droite. Toutefois, elle est suffisamment bonne, pour me permettre d'ausculter. Pour le ton ordinaire de la conversation, l'oreille gauche ne diffère pas de l'oreille droite, et je suis aussi bien la conversation, qu'avant qu'elle ne devînt sourde. Vous vous rappelez sans doute que la dernière fois que je vous vis, j'avais de nombreuses plaques muqueuses sur la langue et dans la gorge. Le docteur Bumstead me fit prendre de la masse bleue (blue mass), du fer et de l'iodure de potassium. Je continuai ce traitement pendant deux ans. Puis, il y eut récidive de plaques muqueuses, ulcération de la gorge et du palais, et, à deux ou trois reprises, ulcération de l'épiglotte qui fut à peu près détruite. Pendant la dernière année, je ne pris pas moins de six onces de masse bleue (environ 170 grammes). Depuis cette époque, je n'ai plus revu de manifestations du mal. Ma santé est aussi parfaite maintenant qu'avant ma maladie, et je puis dire que mon audition est parfaitement rétablie. Je considère mon cas comme le type d'une forme maligne de la maladie, et le résultat, comme le type d'une parfaite guérison. Il ne fait pas de doute pour moi que, si je n'avais pas suivi de traitement ou si je m'étais mal soigné, la maladie aurait causé ma mort. »

Observation XL (in extenso).

David Webster. Loc. cit.

B. M., 43 ans, droguiste, vint se faire examiner en janvier 1878. Il me dit qu'il avait contracté la syphilis à l'armée, en 1862. Le chancre fut suivit d'une éruption et d'alopécie, mais non de manifestations à la gorge et de tuméfaction ganglionnaire. Il revenait de faire campagne quand il fut affecté, dans l'épaule gauche, de douleurs nocturnes qui troublèrent son sommeil pendant une année. Le tibia gauche se tuméfia et devint douloureux l'année suivante. Un ulcère apparut au sternum avec les signes d'une nécrose. Six mois après, l'œil gauche commença à se prendre, et il présente maintenant une exophthalmie bien accusée.

Pas de diplopie. Les yeux se meuvent librement dans toutes les directions.

Vision 20/20 pour chaque œil. L'opthalmoscope ne fait découvrir aucune lésion. L'exophthalmie semble avoir pour origine une périostite orbitaire.

L'oreille droite est devenue peu à peu sourde depuis quatre mois. Maintenant elle se montre sourde pour tous les bruits extérieurs ; appliqué soit sur le front, soit sur les dents, le diapason n'est pas entendu, mais l'oreille perçoit un bourdonnement continuel. L'audition de l'oreille gauche est normale. On n'aperçoit, de chaque côté aucune lésion ni dans l'oreille externe, ni dans l'oreille moyenne. Les trompes d'Eustache sont perméables. Le malade a des vertiges ; en marchant, il se sent tituber comme un homme ivre. (Traitement : frictions mercurielles).

19 février. Les gencives sont devenues malades ; les frictions mercurielles sont suspendues depuis une semaine. Les bourdonnements présentent moins d'intensité ; l'oreille va recouvrant l'audition.

Le malade est soumis au traitement par la solution saturée d'iodure de potassium ; d'abord cinq gouttes trois fois par jour, en augmentant chaque jour la dose de deux gouttes.

1er mars. Le malade dit qu'il entend de son oreille droite aussi bien qu'auparavant, que le bourdonnement l'a quitté et qu'il n'a plus de vertige. Il prend dix-sept gouttes de la solution saturée d'iodure de potassium après chaque repas.

2 novembre. Le malade s'est surmené et a perdu le sommeil depuis deux semaines. Il se plaint d'une douleur siégeant dans le coude et la jambe gauches. L'ouïe est normale des deux côtés. La vision est également normale, et l'exophthalmie de l'œil droit est moins accusée que lorsque je la constatai la première fois. Il a pris 20 grains d'iodure de potassium (1 gr. 30 environ), trois fois par jour, pendant tout l'été. Je suspends l'iodure de potassium et je fais reprendre les frictions mercurielles.

11 février 1879. Le malade s'est réveillé, il y a quelques jours, avec l'oreille droite de nouveau frappée de surdité et de bourdonnnements. D'autre part, le bras et la jambe gauches sont moins douloureux depuis deux mois.

La plaie du sternum a guéri peu à peu. Les troubles principaux siègent maintenant sur le côté droit de la tête. Le sommet du crâne est sensible à la pression et il y a des élancements douloureux dans tout le côté droit de la tête. Il se plaint d'une sensation de pesanteur et se fatigue facilement. J'ordonne le mercure et l'iodure de potassium.

18 septembre. Le malade entend maintenant le diapason de l'oreille droite presque aussi bien que de l'oreille gauche ; il entend aussi le cliquetis des ongles à deux inches (5 c. m.). Le bourdonnement est moins intense. La membrane du tympan semble normale. La plaie du sternum est maintenant cicatrisée. Le sommet du crâne est encore sensible. La marche le fatigue et lui donne des palpitations. L'exophthalmie a encore diminué, et la vision égale 20/20. J'ordonne la masse bleue, le fer et la quinine.

26 novembre. Le malade se présente à mon cabinet absolument sourd et de nouveau pris de vertige. Il dit qu'il entendait bien de l'oreille gauche quand il reçut à la tempe gauche un coup, il y a deux mois. La région se tuméfia, et l'audition de l'oreille gauche diminua

Depuis quatre jours il est complètement sourd. Il entend continuellement des bruits terribles dans l'oreille gauche. Il élève la voix en parlant. L'oreille gauche entend le cliquetis des ongles au contact, et faiblement le diapason placé sur le front et les dents. Le cornet acoustique ne modifie en quoi que ce soit l'audition. La membrane tympanique droite est concave, rouge à sa périphérie ; la tache lumineuse est petite. Même état de la membrane du tympan à gauche. Les trompes d'Eustache se montrent perméables par la méthode de Politzer. Je lui conseille les frictions mercurielles.

3 décembre. La langue est prise, le malade comprend les mots qu'on lui crie dans l'oreille gauche. (Iodure de potassium, 3 grains par jour; augmenter de deux grains chaque jour). Il est moins étourdi ; il arrive aujourd'hui à pied de Jersey-City. L'ulcère du sternum n'est pas encore complètement guéri.

Le 23. Il entend la voix nettement articulée à dix pieds (3 m.). Il a pris jusqu'à 50 gouttes, trois fois par jour, de la solution saturée d'iodure de potassium. Hier, signes d'iodisme : éruption, écoulement catarrhal par le nez. Le malade se plaint encore de tintements d'oreilles. Je supprime l'iodure, fais renifler de l'eau salée, puis, une fois le nez essuyé, je fais insuffler de la poudre de Smith (poudre composée de nitrate d'argent, de sulfate de potasse et de sous-nitrate de bismuth). Lait à discrétion.

9 avril 1881. Le malade croit qu'il entend mieux que la dernière fois que je ne l'ai vu ; mais les épreuves démontrent qu'il n'y a rien de changé dans son audition.

19 janvier 1883. Je priai le Dr J. Oscroft Transley d'examiner soigneusement l'état du malade, et il m'envoya la note suivante :

« A droite, les ongles sont entendus à cinq pieds ; la montre ne l'est pas du tout.

« A gauche, la montre s'entend à deux inches et demi (6 c. m. environ) ; le diapason n'est entendu de l'oreille gauche que quand on le place au milieu ou à l'extrémité droite de l'arcade dentaire ou du front. Que l'on ferme l'oreille gauche, que l'on ferme l'oreille droite, que l'on ferme les deux à la fois, le diapason n'est jamais entendu que de l'oreille gauche. A droite le malade *sent bien les vibrations*, mais il n'en peut percevoir le son.

« *Aspect.* — La membrane du tympan, à gauche, ne presente pas un aspect normal. Le manche du marteau est sensiblement rejeté en arrière et paraît raccourci. La tache lumineuse, aussi brillante qu'à l'état normal, est cependant plus petite. Pas d'épaississement de la membrane tympanique, qui, au contraire, est transparente.

« A droite, le manche du marteau ne paraît pas raccourci. La tache lumineuse brille d'un éclat normal, bien que sa base, peut-être, soit moins nette.

« Les mouvements se font bien dans les deux membranes tympaniques avec le spéculum de Siegle.

« *Diagnostic.*— A droite, surdité labyrinthique ou nerveuse. A gauche otite moyenne catarrhale, avec complication labyrinthique. Le malade est sujet au vertige, avec tendance à tomber de côté, et a une sensation de pesanteur dans la tête. Pendant la durée de la surdité complète dans les deux oreilles, il a eu des bourdonnements ; bourdonnements qui ont disparu depuis. »

II. Accidents labyrinthiques par propagation de lésions de l'oreille moyenne.

Les accidents de l'oreille interne peuvent éclater à la suite de lésions syphilitiques de l'oreille moyenne. Ce sont des accidents par propagation. D'après Saint-John Roosa (1), la propagation est due à des connexions vasculaires directes entre les vaisseaux de la caisse et ceux du limaçon. C'est surtout au niveau des fenêtres ronde ou ovale que s'établirait cette communication : les vaisseaux, rampant le long de la paroi externe du labyrinthe, propageraient à cette partie de l'appareil auditif l'inflammation de l'oreille moyenne. Quelle que soit la valeur de cette interprétation, le fait de la propagation est signalé et admis par la plupart des auteurs (Duplay, Grüber, Pomeroy (2), etc., etc.).

Nous n'avons pas à décrire les symptômes qui participent à la fois des deux lésions, sans présenter rien de spécial. Nous nous bornerons à en citer un exemple très net que nous empruntons à la thèse de M. Bruncher.

(1) Cité par M. Bruncher,

(2) Med. Society of the state of New-York, séance du 6 fév. 1883, et New-York méd. journ., 10 fév. 1883.

Observation XLI.

Otite moyenne. Myringite avec perforation. Troubles nerveux.

Jules T..., 50 ans, d'une constitution lymphatique, entre le 13 juillet 1882, à la Maison de Secours, service de M. le professeur agrégé Spillmann.

Chancre initial balano-préputial et adénopathie inguinale double. Traitement spécifique. Le malade quitte le service le 28 août.

Il rentre le 13 septembre, porteur de syphilides ulcéreuses au gland, à la partie interne et supérieure de la cuisse gauche et de syphilides anales papulo-hypertrophiques. (Iodoforme, liqueur de Labarraque et oxyde de zinc ; à l'intérieur, une pilule de protoiodure.)

9 novembre. Les accidents cutanés disparaissent, mais, dès le 4, s'est développée une *iritis* qui cède rapidement à l'atropine et aux fomentations.

Jamais de troubles auriculaires antérieurs.

Tout semblait terminé, lorsque, le 20 janvier 1883, apparaissent de vives douleurs de tête qui, parties de la région frontale gauche, s'irradient à la tempe, à la région auriculo-mastoïdienne et au fond du conduit du même côté; en même temps se produisent des bourdonnements, des sifflements, des vertiges et une surdité d'abord gauche, puis bilatérale avec maximum à gauche.

23 février. M. Bruncher examine le malade pour la première fois. La voix haute seule est entendue.

Montre perçue des deux côtés au contact, nulle part sur les os.

A l'otoscope, les conduits sont sains ; le manche du marteau est rouge, très injecté, élargi par les arborisations vasculaires qui l'entourent.

La voûte du tympan et la partie voisine du fond du conduit sont aussi fortement vascularisées. Le reste du tympan est terne, d'un blanc laiteux.

2 mars. Céphalalgie très violente occupant les régions frontale et temporale des deux côtés. Le tympan droit est plus opaque. Le manche est moins rouge.

12 mars. Montre non perçue par les os ; le diapason n'est pas entendu au vertex ; il l'est partout ailleurs, bien que faiblement. La montre, placée devant les conduits, s'entend à $0^m,06$ à droite, $0^m,10$ à gauche. Céphalalgie.

21 mars. L'amélioration qui semblait s'être établie a disparu. Le diapason s'entend bien à droite jusqu'à $0^m,15$, à gauche jusqu'à $0^m,25$ du conduit ; mais, la transmission osseuse est très affaiblie. L'échappe-

ment de la montre n'est plus perçu nulle part, si ce n'est au contact des deux méats et encore très faiblement.

Depuis quelques jours, le malade se plaint de sentir en se mouchant des sifflements intenses dans les deux oreilles, surtout à droite.

A l'examen otoscopique, le tiers inférieur et postérieur de la membrane du tympan présente une large perforation ; la perte de substance forme un triangle dont le sommet répond à l'ombilic ; ce qui reste du tympan est terne, blanc, grisâtre. Le tympan gauche présente en haut et en avant une légère perforation circonférentielle ; la membrane est opaque. Le manche du marteau est devenu rouge vif comme auparavant à droite. La tache lumineuse a disparu complètement.

Depuis quelques jours, le malade se plaint de céphalalgies extrêmement douloureuses, surtout frontale et sus-orbitraire ; il éprouve des bourdonnements intenses, des vertiges, des nausées ; il dit ne pouvoir se tenir debout sans chanceler ; surdité presque absolue.

L'iodure de potassium (2 gr.) amène quelque amélioration des troubles nerveux ; non de l'ouïe ; le malade veut sortir le 2 avril ; nous ne l'avons pas revu depuis.

III. ACCIDENTS PAR LÉSION OSSEUSE.

Depuis longtemps, on sait que la cophose peut résulter de lésions osseuses d'origine syphilitique. Des 1740, Astruc (1) signale la carie syphilitique du rocher comme une cause de surdité. La même cause est indiquée par Valsalva (2) et d'autres auteurs. Comme lésions osseuses, P. Ménière (3) a observé tantôt l'épaississement du périchondre de l'oreille, tantôt l'hypertrophie du temporal chez des syphilitiques ; en outre, il a constaté que, par le gonflement du rocher, le nerf de la septième paire, était atrophié et il attribue à ces lésions la production de la surdité qu'il a notée dans ces divers cas.

(1) Astruc. De morbis venereis, t. I, lib. IV, cap. I et III, p. 402 et 403, trad. franç. par Louis, 1777.

(2) Valsalva. De aure humana tractatus, 1707.

(3) Loc. cit.

Les ostéites naso-crâniennes, la nécrose des palatins et du vomer, s'accompagnent quelquefois d'altération dans les éléments osseux de la trompe, de la caisse, du labyrinthe et, consécutivement, de troubles de l'ouïe qui obéissent à une cophose absolue. Le cas du voilier de Cette, rapporté par Delpech (1), offre un exemple frappant de ce genre d'accidents : chez ce malade, aux lésions osseuses du nez et du voile du palais s'ajoutent bientôt des accidents auriculaires : douleurs vives, otorrhée double, surdité double, d'abord faible, puis complète à droite, considérable à gauche. L'autopsie fait voir des altérations profondes du sphénoïde, de l'occipital, du rocher et de l'ethmoïde.

Les gommes, les exostoses qui se développent aux dépens des pariétaux ou de l'apophyse mastoïde peuvent retentir aussi sur les organes de l'ouïe et y déterminer des troubles variés.

Parmi les lésions osseuses qui frappent l'oreille, il en est une qui semble avoir été plus fréquemment observée : c'est la *carie du rocher*. Cette carie se présente sous deux modes : dans le plus fréquent, l'altération de l'os a été précédée d'une otorrhée ou d'une lésion de l'oreille interne. On sait que la muqueuse des cavités de l'oreille, servant de périoste à l'os qui la supporte, ne peut être longtemps ou profondément atteinte, sans que l'os ne s'altère lui-même. Le plus souvent, comme nous l'avons dit, une otite moyenne s'établit à la suite d'accidents syphilitiques du naso-pharynx ; puis, l'os se prend et les lésions, débutant par une ostéite, aboutissent à la suppuration, à la carie, à la nécrose. L'otorrhée peut entraîner avec elle les osselets, le promontoire et souvent des séquestres, comme chez le malade observé par Itard.

(1) Delpech. Clinique de Montpellier, 1823.

La lésion osseuse du labyrinthe peut être primitive. Nous avons rapporté les deux cas observés par Moos, dans lesquels la sclérose du rocher et les lésions syphilitiques du labyrinthe se sont produites, sans que l'oreille moyenne ou externe fût intéressée.

Est-il besoin d'insister sur l'expression clinique de ces lésions? Elle varie suivant le siège du mal, l'époque de son apparition, sa marche plus ou moins extensive; mais, en général, elle se traduit par des troubles de l'audition. C'est la surdité à tous ses degrés, depuis la diminution de la faculté auditive jusqu'à la cophose absolue.

Dans le *second mode*, signalé par M. A. Robin, le rocher est frappé primitivement, mais sans altération de l'appareil auditif. Dans ces sortes de carie, l'affection osseuse n'est pas limitée au rocher; elle s'étend aux fosses temporales et même à une partie plus ou moins étendue de la base du crâne. M. Robin ne connaît que deux exemples de cette variété, l'un qui lui a été communiqué par M. le professeur Fournier, l'autre, par MM. Fournier, Blanche et Meuriot. Ces deux cas sont remarquables par la gravité des accidents cérébraux qui les accompagnent et l'absence de troubles de l'audition. Nous n'avons donc pas à les étudier.

Il nous reste à mentionner la *carie de l'apophyse mastoïde*, qui, d'après Lagneau, doit faire soupçonner une origine syphilitique, lorsqu'elle apparaît chez l'adulte. Cette carie est caractérisée par une marche lente, mais progressive. Elle se développe à la suite d'une otite moyenne purulente, en raison des communications des cellules mastoïdiennes avec la caisse. La carie, après avoir détruit l'oreille moyenne, gagne les cellules de l'apophyse mastoïde. Les faits rapportés par Itard sont de bons exemples de cette carie mastoïdienne. Dans le cas rapporté par

M. Barié, la suppuration s'était étendue aux parties voisines, avait détruit les muscles et les parties molles et était venue former une vastes collection entre la voûte du crâne et le cuir chevelu.

Telles sont les principales lésions qui frappent l'os temporal dans le cours de la syphilis. Les accidents qu'elles déterminent, variant selon les cas, il est impossible de songer à les généraliser.

Observation XLII.

Itard. Traité des maladies des oreilles.

Consulté par la femme d'un sous-officier des vétérans pour la syphilis, Itard examine son mari, sur qui elle rejette la cause de son mal.

Ce dernier est atteint, depuis longtemps, de manifestations syphilitiques aux cuisses et à l'anus. De plus, écoulement verdâtre, strié de sang, abondant, avec esquilles par l'oreille gauche. Le malade montre ces esquilles : on reconnaît l'enclume et le marteau. Débris de rocher vermoulus et friables.

L'ulcération, partie de la caisse, s'est propagée à tout le conduit et même à une partie de la conque ; elle est douloureuse, d'un rouge vif, à bords élevés et pâles. La conque est presque entièrement détachée. Fusées de pus vers la branche montante du maxillaire et l'apophyse mastoïde. Fistule mastoïdienne donnant un pus fétide. *Surdité complète.*

On donne au malade du calomel, puis des pilules d'hydrargyre jusqu'à salivation. Diminution de la suppuration. Injection par la fistule d'une solution de sublimé.

L'écoulement se prolonge pendant six mois. Extraction du séquestre. Guérison, mais surdité gauche persistante.

Observation XLIII.

Barié. Carie syphilitique du rocher. In Progrès médical, 1875, p. 8.

V..., 47 ans, entre à l'hôpital Saint-Antoine (service de M. Mesnet), le 24 mars 1873, pour une *suppuration intarissable de l'oreille gauche* datant déjà de plusieurs mois. Il y a trois ans et demi environ, le malade a eu la syphilis ; à son entrée dans le service, il ne présente aucun accident spécifique, et ne se plaint que de douleurs vives dans l'oreille. Au bout de six mois de séjour à l'hôpital et malgré le traitement anti-syphilitique, la suppuration augmente. Les douleurs deviennent plus vives et la surdité presque complète.

Vers la fin de juillet 1873, œdème au-dessus et en arrière du conduit auditif externe, suppuration abondante et douleurs horribles dans l'oreille gauche. Dans le courant du mois, l'œdème s'étend considérablement ; au niveau du pariétal gauche, le cuir chevelu est soulevé et séparé de la boîte crânienne par une couche de liquide épais, pâteux. Peau tendue, lisse, alopécie complète ; à droite, quelques cheveux encore. Le malade, qui refuse toute intervention chirurgicale, est dans un état de cachexie profonde.

Le 20 septembre, l'œdème s'étend aux trois quarts de la voûte crânienne ; en avant, il s'avance jusque sur le frontal ; en arrière, il s'étend jusqu'à la nuque.

Mort le 27 septembre. Jamais aucun accident cérébral.

Autopsie. — Après avoir enlevé la voûte crânienne d'un trait de scie, on trouve entre le cuir chevelu et les os une vaste collection de pus épais, grisâtre, infect, mélangé à de petits séquestres osseux. Les muscles auriculaire, temporal du côté gauche, ainsi que l'aponévrose épicrânienne et une partie des muscles de la nuque sont entièrement détruits.

Au niveau du *conduit auditif*, un très grand nombre de petits séquestres se détachent ; l'*apophyse mastoïde* elle-même a disparu presque entièrement ; en sorte que de ces points un stylet peut arriver jusqu'à la dure-mère. Celle-ci, dans les points où elle revêt la face interne du pariétal et du temporal, est doublée d'une fausse membrane organisée, et, entre eux, on trouve du pus et quelques points noirâtres, hémorrhagiques ; il y a là une véritable pachyméningite. Le sinus pétreux supérieur et le sinus latéral gauche sont oblitérés par un caillot de 6 centimètres de long ; quant au cerveau, il est absolument intact.

Après avoir fait macérer la pièce pendant quelques jours, on constate tout d'abord que la voûte crânienne est extrêmement lourde et épaisse; le frontal a une épaisseur d'environ 1 centimètre.

Sur les faces convexe et concave, grand nombre de petits pertuis creusés dans la masse et où la substance osseuse a disparu.

Ces pertuis sont séparés par des îlots blanchâtres très durs où la substance osseuse est épaissie et forme des masses compactes. (Poussées probables d'ostéite raréfiante ?)

Le rocher est détruit en grande partie ; l'oreille moyenne est absolument méconnaissable ; on peut cependant, au milieu de ces masses de putrilage et de séquestres osseux, suivre assez loin la carotide interne ; elle paraît d'ailleurs normale.

Réflexions. — La marche de la lésion, ajoute M. Barié, est facile à tracer. Sous l'influence de la syphilis, suppuration intarissable de l'oreille pendant dix-huit mois ; destruction complète de celle-ci ; envahissement du pus vers les cellules de l'apophyse mastoïde, amenant peu à peu la nécrose de ces parties. Puis, la suppuration s'étend aux parties voisines, détruit les muscles et toutes les parties molles et vient former une vaste collection entre la voûte du crâne et le cuir chevelu, ayant pour résultat les altérations osseuses signalées plus haut.

IV. Accidents par lésion intra-cranienne.

Si, comme l'a démontré M. le professeur Duplay, il n'est pas une affection de l'appareil auditif qui ne puisse causer des troubles cérébraux, depuis le vulgaire bouchon de cérumen jusqu'aux altérations les plus profondes de l'oreille, du rocher ou de l'appareil auditif, on peut dire inversement que souvent les lésions centrales, encéphaliques, s'accompagnent de troubles de l'ouïe. C'est ce que l'on observe dans les manifestations de la syphilis sur le cerveau. Bien que cet ordre d'accidents auriculaires relève plus de l'étude de la syphilis cérébrale que de celle de la syphilis de l'oreille, nous pensons qu'ils peuvent trouver une place dans le cadre de notre sujet. Que l'altération soit périphérique ou centrale, le nerf auditif est lésé.

Le diagnostic des maladies de l'oreille, malgré les perfectionnements apportés aux moyens d'exploration, reste parfois enveloppé d'une profonde obscurité. C'est ainsi que Sexton attribue à des lésions de la caisse certains troubles de l'audition de nature syphilitique. M. Calmettes, qui relate les faits observés par Sexton, leur attribue justement, à notre avis, une origine centrale.

Dans une observation de V. Urbantschisch, nous voyons un syphilitique affecté de symptômes cérébraux en même temps que d'un signe spécial : la surdité verbale. La coexistence de phénomènes du côté du cerveau et d'un symptôme, que l'on considère comme ayant pour point de départ l'origine du nerf auditif, rend à peu près certaine la localisation centrale de l'affection.

Aussi, devons-nous nous efforcer de dégager, autant qu'il est possible, la part, que prend, à son origine, le nerf acoustique dans les manifestations cliniques d'une maladie centrale, de celle qui lui revient dans les affections de l'oreille proprement dite.

Il est, dans la science, des cas authentiques où des troubles de l'audition se sont ajoutés, d'une part à des troubles de l'équilibre, à des étourdissements, à des vertiges, à une céphalée ; d'autre part à des lésions des nerfs oculaires, du nerf facial. L'ensemble de ces symptômes, indépendant de maladies de l'oreille, annonçait l'invasion d'une syphilis cérébrale à forme tantôt congestive, tantôt paralytique, qui ne tardait pas à éclater et à éclairer le diagnostic.

Enfin, MM. Fournier et Pierret ont rencontré, exceptionnellement, il est vrai, tous les signes qui constituent la maladie de Ménière dans la période prémonitoire du tabes spécifique.

Nous allons donc passer en revue les troubles auditifs que l'on observe dans le cours des manifestations purement nerveuses de la syphilis.

Parmi les six formes initiales de la syphilis cérébrale, décrites par M. le professeur Fournier, il en est particulièrement trois qui peuvent s'accompagner de troubles de l'ouïe : ce sont les formes *céphalalgique*, *congestive* et *paralytique*.

Forme céphalalgique. — C'est dans cette forme que nous

rangeons le cas observé par Urbantschisch. Le malade, syphilitique depuis quatre ans, qui fait l'objet de cette observation, souffrait depuis deux mois d'une violente céphalalgie, lorsque sous l'influence du froid il fut brusquement atteint de surdité verbale avec sensations subjectives intenses. Les commémoratifs indiquent une affection chronique de la caisse. Mais la soudaine apparition de la surdité verbale et des bruits subjectifs dénoncent une lésion à marche rapide du nerf auditif. Le nerf était-il lésé dans ss terminaison ou dans son trajet central? Dans le premier cas, dit Urbantschisch, en l'absence du syndrome de Ménière, les lésions ne pouvaient porter que sur le limaçon et les rameaux cochléaires, à l'exclusion des autres parties du labyrinthe. Ces lésions devaient être graves et intéresser toute la sphère du nerf cochléaire, en raison de la surdité verbale et du défaut de réaction du nerf auditif. Mais, alors, comment l'échappement de la montre pouvait-il être entendu? Comment le courant galvanique pouvait-il modifier l'intensité des sensations subjectives sans modifier la surdité verbale?

Nous admettons, avec Urbantschisch, une cause centrale pour expliquer la surdité soudaine et la continuité des bruits subjectifs. D'ailleurs, les symptômes cérébraux parlent en faveur d'une lésion encéphalique.

« La clinique, dit M. A. Robin, a démontré que la destruction d'une région de l'écorce cérébrale bien délimitée, située en arrière des centres moteurs à gauche, au niveau des première et seconde circonvolutions temporo-sphénoïdales, du lobule sphénoïdal inférieur et du pli courbe, est en rapport avec la surdité et la cécité verbales. » Quelque obscures que soient encore les relations des noyaux du nerf acoustique avec l'écorce cérébrale, quelque peu avancée que soit l'histoire des localisations cérébrales, nous nous demandons si, dans ce cas, il n'y a pas eu lésion de cette région de l'écorce cérébrale.

OBSERVATION XLIV (in extenso).

Traduite par M. Gibotteau, externe des hôpitaux.

V. Urbantschitsch. Arch. f. Ohrh., t. XVI, p. 171.

Surdité verbale chez un syphilitique.

Sch..., 30 ans, se présente à ma visite le 1er janvier 1879. Dix jours auparavant, il avait passé une nuit au milieu d'une tourmente de neige et s'était réveillé sourd le lendemain matin, avec des sensations auditives subjectives intenses. Cet état a persisté.

Le tympan droit est rétracté et trouble. Le gauche présente plusieurs taches. L'arrière-cavité des fosses nasales offre les lésions du catarrhe chronique ; ces lésions s'étendent jusqu'à la portion pharyngienne des trompes. L'air pénètre dans la caisse sans produire de sifflement. L'examen de l'ouïe décèle une surdité verbale presque complète. Il y a beaucoup de mots que le malade ne peut entendre, même criés dans l'oreille ; aussi est-on réduit à l'interroger par écrit. D'autre part, la montre est entendue à droite à une distance de 8 centimètres ; à gauche, elle ne l'est pas du tout. Le diapason appuyé sur les os du crâne est entendu, mais très faiblement. Un courant de vingt éléments Siemens et Halske ne réussit pas à exciter le nerf auditif. Mais l'action du courant anode, prolongée plusieurs minutes, produit pour chaque oreille une diminution notable dans l'intensité des symptômes objectifs. L'audition de la montre est portée à droite de 8 à 20 centimètres, à gauche de 0 à 6 centimètres. Mais *la surdité verbale n'est aucunement améliorée.*

En insistant auprès du malade, on apprend qu'il n'a jamais eu l'ouïe très fine et que depuis longtemps il souffre de bourdonnements d'oreille intermittents. Syphilitique depuis quatre ans, il a été traité par l'iodure de potassium et les frictions mercurielles pendant quelque temps. Ces dernières années, sa santé était bonne ; il avait seulement des maux de tête de temps en temps. Il y a deux mois ont apparu des douleurs violentes au front et à l'occiput, douleurs qui n'ont plus quitté le malade et se sont accompagnées depuis six semaines d'amnésie, de torpeur, de somnolence toujours croissante. Le malade, qui ne dormait que cinq heures par jour, dort maintenant dix ou onze heures, et il est obligé de lutter contre le sommeil. Dans les dernières semaines, la céphalalgie est devenue plus intense que jamais, accompagnée de scotomes et d'une diminution rapide du pouvoir visuel. Le malade n'a jamais eu ni nausées, ni vomissements, ni troubles de l'équilibre.

Les commémoratifs indiquaient la syphilis comme cause probable des lésions; l'insignifiance de la cause déterminante parlait dans le même sens.

Ce malade fut traité pendant plusieurs semaines par l'application de courants anodes et par l'iodure de potassium auquel on fit succéder les frictions mercurielles. Au bout de trois semaines la montre était entendue à 32 centimètres à droite, 25 centimètres à gauche. Le malade restait encore à peu près sourd pour les mots prononcés à voix haute. Au contraire, il entendait parfaitement ce qu'on disait à voix basse jusqu'à une distance de cinq pas. Au bout de deux mois, tous les symptômes cérébraux avaient disparu, ainsi que la choroïdite. La montre était entendue à gauche à 60 centimètres, à droite à 70 centimètres. Le malade pouvait suivre une conversation. Cependant, l'ouïe restait affaiblie, ce que l'on peut attribuer à un catarrhe de la caisse. Il prétendait cependant qu'il entendait aussi bien qu'autrefois et il n'éprouvait plus que des bourdonnemets très faibles et intermittents.

Forme congestive. — Au nombre des troubles sensoriels qui peuvent marquer cette forme initiale de la syphilis cérébrale, M. le professeur Fournier signale du côté de l'ouïe les sensations subjectives (bourdonnements, tintements, sifflements), soit limitées à une oreille, soit bilatérales. Ces bruits sont continus, mais s'exaspèrent à certains moments. Les malades accusent des sensations bizarres d'engourdissement, « d'amortissement » de l'ouïe, « comme si, disent-ils, un bouchon d'ouate oblitérait le conduit auditif », ou encore « comme si de l'eau était entrée dans une oreille. » Très souvent aussi, il y a affaiblissement plus ou moins marqué de la faculté auditive, parfois même une véritable cophose.

Deux fois M. Fournier a observé des phénomènes analogues à ceux de la maladie de Ménière, bourdonnements, surdité, accès de vertige. Dans un de ces cas le malade présentait en outre de l'hypéracousie douloureuse.

Forme paralytique. — Les troubles auditifs de la forme paralytique sont aussi notés, dans cette forme, par M. le professeur Fournier. Ils se présentent sous deux modes. Tantôt ce sont des phénomènes subjectifs, bourdonnements, tintements, sifflements, murmures auriculaires variés de tonalité. Soit limités à une oreille, soit bilatéraux, ces phénomènes sont le plus souvent continus, avec exacerbations intermittentes.

Tantôt ils se manifestent par une diminution progressive ou rapide de l'ouïe, qui peut se présenter à tous les degrés, depuis la dysécie légère, jusqu'a la cophose absolue.

Lorsque la surdité apparaît dans la période prodromique de la syphilis cérébrale, elle est le plus souvent unilatérale. M. Fournier n'a jamais rencontré un seul cas où elle affectât d'emblée les deux oreilles. « Légère, moyenne ou intense, elle constitue toujours un présage alarmant. Fort souvent, en effet, on l'a vue suivie, à échéance plus ou moins rapprochée, d'accidents sérieux, voire immédiatement graves. »

Les troubles de l'audition peuvent constituer, dans la période prodromique de la syphilis du cerveau, le seul symptôme de la maladie. Mais, c'est l'exception. Ils sont accompagnés d'autres phénomènes cérébraux, parmi lesquels « les plus fréquents sont la céphalée, l'affaiblissement de la vue, la diminution de la mémoire, les vertiges et généralement tous phénomènes d'ordre congestif. »

La *surdité* s'associe parfois à la paralysie faciale. Sexton en cite deux exemples. « La lésion du nerf facial seule, dit M. Bruncher, pourrait même déterminer la cophose, soit en paralysant le tenseur du tympan (muscle du marteau) par l'intermédiaire du petit pétreux superficiel et du ganglion otique (Braux), soit en déterminant l'occlusion de la trompe par l'intermédiaire du grand pétreux, du vidien, du ganglion sphéno-palatin et du palatin postérieur qui innerve le palato-staphylin et le péristaphylin interne (Lagneau). » Nous pensons que la surdité n'est pas subordonnée à la paralysie faciale, mais que les nerfs auditif et facial sont atteints simultanément par une lésion ou une tumeur du voisinage.

Le pronostic des accidents auditifs d'origine nerveuse est grave, Si le malade survit à la syphilis cérébrale, il peut conserver des troubles persistants de l'audition et même rester complètement sourd. M. Fournier cite le cas d'un jeune homme qui, affecté d'une hémiplégie syphilitique avec surdité unilatérale, a guéri presque complètement de sa paralysie motrice grâce à un traitement énergique, longtemps poursuivi, mais est demeuré sourd d'une oreille.

Le traitement spécifique mixte doit être énergique, et longtemps continué. Malheureusement, de toutes les manifestations de la syphilis, celles qui atteignent l'oreille, et le nerf auditif sont les plus rebelles aux médications par le mercure et l'iodure de potassium.

Toutefois, reconnues dès le début, elles peuvent être heureusement influencées par une intervention thérapeutique active : quelques-unes des observations que nous relatons en fournissent la preuve.

Observation XLV,

A. Fournier. La syphilis du cerveau, 15e leçon, p. 388.

Un malade, d'une quarantaine d'années, syphilitique depuis six ans, commença par être pris d'une demi-surdité de l'oreille gauche. Cette surdité, qui, d'après le diagnostic d'un spécialiste étranger, « ne pouvait être expliquée par aucune lésion appréciable », guérit rapidement sous l'influence d'un traitement mercuriel.

Quelques mois plus tard, récidive du même accident et alors surdité gauche presque absolue. Nouveau traitement par les frictions mercurielles; guérison. Puis, bientôt après, céphalée, vertiges et *hémiplégie* gauche. Même traitement avec addition d'iodure; et, cette fois encore, guérison. Mais, tout récemment, récidive des vertiges, paralysie de la troisième paire et troubles cérébraux des plus graves. Vie plus que menacée en ce moment.

Observation XLVI (résumée).

Samuel Sexton. Americ. Journ. of otology, t. II, p. 301 et Rev. des sc. méd. p. 714, 1882.

Syphilis constitutionnelle. Paralysie faciale. Surdité subite.

Homme de 45 ans. Céphalée, vertige intense. Au bout de six mois, hémiplégie gauche et paralysie faciale correspondante, avec surdité de l'oreille gauche devenue totale en quelques mois. Guérison de la paralysie (faradisation, persistance du vertige)

Au bout d'un an, léger bourdonnement, puis surdité absolue et totale de l'oreille droite. Pas d'hémiplégie, mais paralysie faciale droite. Affaiblissement de la mémoire et de l'intelligence. Persistance du vertige. Le diapason est perçu par les os du crâne. Membrane tympanique un peu opaline et rétractée. Pas d'amélioration par le cathétérisme et les changements de pression dans le conduit auditif.

Ce n'est que très tard que des cicatrices multiples permettent de faire le diagnostic de syphilis constitutionnelle : le malade a été traité par KBr; plus d'un an après, on y ajoute un peu d'iodure de potassium. Amélioration nulle.

Observation XLVII (résumée).

Sexton. Loc. cit.

Syphilis constitutionnelle. Paralysie faciale. Surdité subite.

Homme de 40 ans. Chancre il y a dix-huit mois. Traitement général. Trois mois après, refroidissement, paralysie faciale droite; trois mois plus tard, surdité brusque bilatérale et paralysie faciale gauche. Pendant sept mois, céphalée continuelle et intense. Frictions mercurielles. Cet état, sauf la paralysie, dure depuis un an; bruits terribles dans les oreilles. Membrane tympanique grisâtre; pharyngite. Diapason entendu par les os du crâne.

OBSERVATION XLVIII.

Gros et Lancereaux. Des affections nerveuses sypbilitiques, Paris, 1861.

Femme H..., 31 ans, entrée à l'hôpital Lariboisière dans les premiers jours d'octobre 1857. En 1844, chancres aux lèvres et végétations aux parties génitales, Six mois après, enceinte de six semaines, elle entra à Lourcine, service de M. Chassaignac, où elle passa trois mois. Elle accoucha à terme d'un enfant qui mourut à l'âge de 2 mois. Au mois d'octobre 1855, violentes douleurs de tête, revenant surtout la nuit. Syphilide papuleuse. Alopécie. Un an plus tard, laryngite avec aphonie. Au mois de mars 1857, à la suite de fatigues, paralysie du muscle droit externe gauche avec strabisme, diplopie, dilatation de la pupille. Le membre supérieur gauche fut également paralysé. Au mois de juin, elle s'aperçut que ses jambes fléchissaient, et, de temps en temps, elle était prise d'une délire de courte durée. *Légère surdité.* Le 15 septembre, elle tomba sans connaissance dans la rue. Après avoir passé huit jours dans un état comateux, elle fut prise de vomissements avec hoquet fréquent et délire, et fut conduite, dans les premiers jours d'octobre 1857, à l'hôpital Lariboisière.

A son entrée, on constate un affaiblissement considérable de l'intelligence. L'état d'assoupissement dans lequel elle est plongée alterne avec de l'agitation et du délire. Vomissements verdâtres, fréquents ; hoquets. Pas de paralysie, ni des membres, ni de la face; néanmoins on remarque un léger strabisme avec chute incomplète de la paupière et un peu d'affaiblissement de la vue de ce côté. (Ventouses scarifiées à la nuque, vésicatoire à la nuque, puis aux cuisses. Calomel, huile de ricin.)

19 octobre. Iodure de potassium à la dose de 0 gr. 50 par jour, puis de 1 gr. Après cinq jours, amélioration notable. Les vomissements cessent. Au délire succède un sommeil tranquille. La physionomie est meilleure, mais le strabisme persiste encore.

Le 25. L'intelligence revient; elle commence à voir mieux de l'œil gauche, mais la diplopie persiste quand la malade regarde fortement à gauche.

Le 28. *La surdité a disparu.* La vue, surtout à gauche, est encore faible. Les jambes ont repris assez de forces pour permettre à la malade de marcher.

5 novembre. La marche est facile et l'appétit excellent.

Elle sort le 21 novembre 1857, présentant encore un peu de diplopie et de faiblesse de la vue à gauche, et ayant depuis huit jours un *léger écoulement par l'oreille.* On lui ordonne de continuer l'usage de l'iodure de potassium. Elle revient plusieurs fois à la consultation dans le courant de l'année 1858. Nous l'avons vue nous-même le 11 février 1859. La guérison est complète. (Observation communiquée par M. le Dr Hérard.)

Observation XLIX.

Gros et Lancereaux. Des affections nerveuses syphilitiques.

Tumeur gommeuse du cerveau.

A la suite de mouvements épileptiques, pustules à la tête, céphalalgie, tumeurs molles et blanchâtres aux cuisses et aux pieds, somnolence, abolition de la mémoire; plus tard, contracture musculaire, douleur horrible du côté droit de la tête durant tout le jour. Le gaïac amène une amélioration qui dure quarante jours. Le malade s'étant exposé au froid, pesanteur de la tête, *surdité*, taches rouges au front, perte de la vue de l'œil gauche. Deuxième guérison apparente sous l'influence du gaïac. Tout à coup, tumeur molle sous la peau du sinciput, douleur dans les membres, ulcères sur le gland. Convulsions continuelles plus fortes au cou et dans l'un des bras, paralysie de la langue, léthargie, mort.

Autopsie. — Ventricule gauche rempli d'eau; une partie du cerveau est comme gangrenée; au milieu de cette désorganisation, trois petits corps verdâtres, ayant l'aspect des tumeurs gommeuses. (Bonnet, Sepulcr., lib. IV, sect. IX, addimentum.)

Tabes spécifique. — Ces troubles de l'audition, peuvent servir de prélude à l'ataxie locomotrice d'origine syphilitique. M. le professeur Fournier (1) les a observés dans un certain nombre de cas. Généralement, ils n'affectent qu'une oreille. Ils se présentent sous forme de bourdonnements, de bruissements, de sifflements avec dureté de l'ouïe et même surdité. Comme la plupart des symptômes de la période prémonitoire du tabes spécifique, douleurs céphaliques névralgiformes, vertiges, ils ont une durée limitée et disparaissent plus ou moins complètement. Dans

(1) Alfred Fournier. De l'ataxie locomotrice d'origine syphilitique, p. 160 et 161, 1882.

un cas, M. Fournier a observé des symptômes authentiques de la maladie de Ménière : troubles de l'audition, bourdonnements, sifflements, accès de vertige avec chute, vomissements, et plus tard perte de connaissance; accès épileptiformes. Ce syndrome appartenait aussi à la période préataxique.

« Le tabes, dit M. le Dr A. Pierret (1), qui a relaté un cas semblable, *peut débuter par le nerf auditif* aussi bien que par le nerf optique, et, dans le pronostic d'un vertige de Ménière, on pourra réserver une place pour l'évolution du tabes. C'est ainsi que l'on verra des sourds devenir ataxiques, ainsi que cela se passe pour certains aveugles. L'apparition des symptômes propres à la maladie principale devra même être annoncée, pour peu qu'il existe, en même temps que les troubles de l'ouïe, quelques douleurs fulgurantes disséminées et fugitives, quelques plaques d'anesthésie, ou quelque paralysie locale dans les yeux ou dans la face. »

Observation L.

Vertige de Ménière relié au tabes sur un sujet syphilitique, par le Dr A. Pierret. (Résumée par M. le professeur Fournier, la ataxie locomotrice d'origine syphilitique).

Homme de 48 ans. Chancre induré à 18 ans. Début du tabes en 1872, caractérisé par des douleurs en ceinture, des douleurs fulgurantes dans le thorax et les membres inférieurs, une diplopie subite et transitoire.

En 1873, la marche devient incertaine, surtout dans l'obscurité. Vers le même temps, début de symptômes auriculaires : *bruissements, bourdonnements, bruits de cloches.* Ces symptômes vont en s'aggravant et aboutissent à déterminer de fréquentes *attaques de vertiges,* avec perte de l'équilibre et chute, mais sans perte de connaissance. « Quand le malade doit être affecté d'une de ces attaques, il ressent brusquement dans l'oreille droite quatre ou cinq douleurs très aigues ; puis, il est

(1) A. Pierret. Contribution à l'étude des phénomènes céphaliques du tabes dorsalis. Rev. mens. de méd. et de chir., 1877, t. I, p. 101.

pris d'un vertige pendant lequel il voit les objets tourner de droite à gauche, et il tombe s'il n'est soutenu. »

Affaiblissement de l'ouïe, surtout à droite. L'examen des oreilles ne fait constater aucune lésion matérielle.

Ultérieurement, phénomènes multiples de tabes.

CHAPITRE IV.

Accidents de l'oreille dans la syphilis héréditaire tardive.

Nous n'avons pas à faire l'histoire de la syphilis héréditaire tardive. Toutefois, nous ne pouvons complètement isoler les accidents de l'oreille des autres manifestations auxquelles ils se trouvent associés. Aussi, pensons-nous qu'il est utile de placer en tête de ce chapitre un tableau résumé des formes variées, à combinaisons multiples, que peut cliniquement revêtir cette affection. Ce tableau, nous l'empruntons aux remarquables leçons que M. le professeur Fournier vient de consacrer à l'étude de ce point important, quoique discuté encore, de la syphiligraphie.

SIGNES PRINCIPAUX POUVANT SERVIR AU DIAGNOSTIC DE LA SYPHILIS HÉRÉDITAIRE TARDIVE.

1° Habitus et facies (constitution chétive, faible développement du système musculaire, teint gris, peau terreuse);

2° Développement physique tardif et incomplet (infantilisme);

3° Déformations crâniennes et nasales;

4° Lésions osseuses;

5° Cicatrices de la peau et des muqueuses;

6° Vestiges de kératite, d'iritis;

7° Troubles ou lésions de l'appareil auditif;

8° Lésions testiculaires;

9° Malformations dentaires.

SIGNES COMPLÉMENTAIRES.

1° Polyléthalité des enfants, frères et sœurs du syphilitique héréditaire tardif;

2° Enquête rétrospective sur les parents.

Parmi les signes principaux, il en est trois souvent associés : ce sont les inflammations oculaires, les accidents de l'oreille, les malformations dentaires. La connaissance de ces trois ordres de phénomènes est due, ainsi que nous l'avons déjà vu, à Jonathan Hutchinson, qui a bien établi leur concomitance fréquente. M. Fournier les appelle, du nom de l'illustre chirurgien anglais, la *triade d'Hutchinson.*

Les troubles de l'audition constituent, par ordre de fréquence, le troisième terme de la triade d'Hutchinson. Moins fréquents que la kératite parenchymateuse, on peut dire cependant qu'ils sont encore communs. Sur 64 cas de syphilis héréditaire tardive, Hutchinson (1) signale 8 cas dans lesquels il a observé la surdité. Hinton (2) dit que, parmi les classes les plus pauvres de la société anglaise, le nombre des individus dont l'ouïe a été détruite par cette maladie est considérable, et qu'à Guy's Hospital elle fournit plus d'un vingtième des maladies de l'oreille. Aussi, sommes-nous surpris de ne pas voir les altérations de l'ouïe mentionnées dans le compte rendu d'une séance de la Société de chirurgie, où, sur la question de la kératite parenchymateuse, MM. Panas, Dolbeau et Giraldès se sont élevés contre la nature spécifique de cette lésion de la cornée.

(1) Loc. cit.
(2) En 1871.

Dans les observations de syphilis héréditaire que nous avons lues, nous avons vu assez souvent notées soit l'otorrhée, soit la surdité.

Nous rangeons, suivant leur mode de production, les accidents auriculaires d'origine hérédo-syphilitique sous deux chefs, et les divisons en :

1° Accidents secondaires, par voisinage de lésions pharyngées ;

2° Accidents primitifs, par lésion directe.

I. Accidents secondaires.

Ils reconnaissent pour cause une lésion profonde du naso-pharynx. Nous avons déjà vu, dans l'étude des accidents auriculaires de la syphilis acquise, que les affections qui siègent au voisinage de l'orifice pharyngien des trompes peuvent déterminer leur obstruction, et même se propager à la caisse du tympan. Quand la syphilis héréditaire tardive produit des gommes et des ulcérations gutturales, ces lésions retentissent de la même façon sur l'ouïe. Nous trouvons, dans l'observation suivante, un exemple bien net de ce mode de retentissemeut sur l'oreille.

Observation LI.

Syphilis héréditaire tardive. Perte de substance du voile du palais et ulcération de l'amygdale gauche. Otite moyenne double concomitante. Heureux effets du traitement spécifique, par le Dr Noquet. (Résumée.)

En décembre 1881, une dame grande et vigoureusement constituée amena, dans mon cabinet, son fils, enfant de 10 ans, qui paraissait bien développé pour son âge. Sans autre préambule, la mère fit ouvrir la bouche de son fils, en me priant d'examiner le fond de la gorge. J'aperçus des lésions qui attirèrent vivement mon attention, et que je décris, avant les anamnestiques, pour reproduire l'ordre que je fus, pour ainsi dire, forcé de suivre dans cette circonstance.

La luette avait complètement disparu, et de telle façon que le voile du palais présentait un bord rectiligne. Près de ce bord libre, à la hauteur de sa partie moyenne, se trouvait une perte de substance, ressemblant assez bien à un triangle équilatéral de 0,01 centimètre de côté. La base de ce triangle correspondait au bord libre. Il y avait là, réunissant les deux autres côtés, un point de tissu sain, dont l'épaisseur était à peine d'un millimètre. Tout le contour de la perte de substance était légèrement grisâtre, et franchement arrêté, taillé en quelque sorte à l'emporte-pièce.

Sur l'amygdale gauche, siégeait une ulcération peu profonde grisâtre aussi, à peu près circulaire, à bords très nets et large d'environ 1 centimètre. Au pourtour de la perte de substance et de l'ulcération, la muqueuse était rouge.

L'arrière-cavité des fosses nasales, qu'on apercevait à travers la perforation, était remplie de mucosités très visqueuses. Pas de végétations adénoïdes.

Les dents étaient toutes opaques, brunes et petites. De plus, les incisives supérieures convergeaient les unes vers les autres; leur surface etait irrégulière et leur bord libre crénelé. Le bord libre des incisives moyennes inférieures était aussi crénelé.

Quelques ganglions sous-maxillaires modérément engorgés.

Le début du processus ulcératif remontait à cinq mois. La luette était tombée tout d'abord ; puis, quelque temps après, étaient survenues la perte de substance du voile du palais et l'ulcération de l'amygdale, lésions qui, peu marquées à l'origine, s'étaient progressivement accentuées et allaient encore en s'étendant. On les avait combattues, sans succès par des cautérisations faites avec différents liquides, et par un traitement interne dont l'huile de foie de morue et le sirop d'iodure de fer avaient été les principaux agents.

Il n'existait pas de lésions osseuses et la surface cutanée ne présentait, en aucun endroit, ni éruption, ni cicatrices.

L'enfant, à première vue, paraissait jouir d'une bonne santé. Les joues, bien remplies, étaient suffisamment colorées. Les antécédents pathologiques se bornaient à une rougeole et à une coqueluche légères. Les yeux étaient restés indemnes de toute lésion, et sauf un « gros bouton » qui s'était montré sur la joue deux ans auparavant, la peau n'avait jamais présenté aucune éruption. Ce bouton, assez volumineux, avait, particularité digne d'être notée, persisté pendant six mois, au moins. Bien qu'il eût, paraît-il, suppuré, il n'avait pas laissé de cicatrices. La mére ne possédait, du reste, sur le traitement suivi à cette époque, que des renseignements fort vagues.

En même temps que les accidents du voile du palais et des amygdales, s'était développée une surdité à marche assez rapide. Depuis quelques jours, il fallait élever beaucoup la voix pour se faire comprendre de l'enfant qui, du reste, disait ne pas avoir de bourdonnements. La montre était entendue à gauche, à partir de 20 centimètres, à droite à partir de 10. *La perception crânienne était bonne.*

Le tympan gauche, injecté au niveau du manche du marteau, était légèrement dépoli; son triangle lumineux était peu brillant. Le tympan droit était plus dépoli, plus injecté au niveau du manche du marteau; son triangle lumineux était à peine visible. Les deux tympans présentaient une concavité exagérée; les manches des marteaux étaient vus en raccourci. Mais la mobilité était normale.

Les trompes étaient assez libres; car les insufflations, faites avec la poire de Politzer, selon le procédé de Grüber, produisaient chaque fois et dans chaque caisse, une poussée très nette et un peu douloureuse. Après ces insufflations, la montre fut entendue à gauche à partir de 1 mètre, à droite à partir de 30 centimètres. Le succès du procédé de Grüber indiquait que le voile du palais était encore susceptible, dans certains cas et malgré sa perte de substance, d'intercepter complètement la communication entre le pharynx nasal et le pharynx proprement dit. Il n'en était, toutefois, pas ainsi, dans toutes les circonstances et notamment pendant la déglutition: les boissons et les aliments refluant, en partie, par le nez.

(M. Noquet s'appuie d'une part sur les altérations dentaires présentées par son petit malade, d'autre part sur les caractères de l'ulcération amygdalienne et de la perte de substance palatine pour porter le diagnostic de syphilis héréditaire tardive).

J'eus soin — ajoute-t-il — et je ne pouvais y manquer, d'interroger discrètement la mère sur les antécédents pathologiques. Ces antécédents ne révèlent rien. Pas de manifestations cutanées ni gutturales, pas de fausse couche. Le seul renseignement, ayant quelque valeur, est le suivant: les quatre premiers enfants de cette dame ont toujours été bien portants; le cinquième, celui qui fait l'objet de cette observation, et le sixième, âgé de 7 ans, ont présenté et présentent encore différentes lésions cutanées. Ce récit peut faire supposer que la mère est devenue syphilitique entre la quatrième et la cinquième grossesse. Quant au père de ces enfants, il est, à en croire la mère, très vigoureux et n'a jamais été malade.

Comme traitement interne, je prescrivis le sirop de Gibert, à la dose de quatre cuillerées à café par jour, deux avant chacun des principaux repas; et comme adjuvant du traitement interne, d'une part, des badigeonnages sur l'ulcération de l'amygdale et sur les bords de la perforation du voile du palais, avec un pinceau trempé dans une solution de nitrate d'argent, d'autre part des douches naso-pharyngiennes avec de l'eau salée.

Le malade revint chez moi quinze jours après le premier examen. Le traitement avait été régulièrement suivi. On pouvait déjà constater une très notable modification. Le catarrhe de la muqueuse pharyngo-nasale était moins intense, et l'ulcération de l'amygdale gauche presque cicatrisée. Le petit pont de tissu sain, dont j'ai parlé plus haut, avait disparu. Mais, la perte de substance elle-même semblait s'être rétrécie. Les bords n'étaient plus grisâtres. *L'ouïe s'était améliorée. La montre était maintenant entendue, de chaque côté, à 1 mètre 20. L'injection, existant à droite et à gauche, le long du manche du marteau, était moins marquée.*

L'amélioration alla ainsi en s'accentuant, et, finalement, au bout de trois mois, la guérison put être considérée comme complète. L'ouïe redevint normale et le catarrhe de la muqueuse pharyngo-nasale disparut. Le malade n'a conservé, sur le bord libre du voile du palais, qu'une échancrure peu profonde. Le traitement par le sirop de Gibert est continué.

Il manque malheureusement à ce cas le signe auquel M. le professeur Fournier attache une si grande et si légitime importance : la constatation de la syphilis chez les parents. Mais si les caractères des lésions gutturales et le succès du traitement spécifique ne permettent guère de doute sur la nature du mal, les malformations dentaires et l'absence d'accident primitif et d'accidents secondaires nous autorisent, croyons-nous, à nous rallier à l'opinion de M. Noquet sur l'origine héréditaire de cette syphilis.

Dans ce cas, l'otite moyenne double s'est bien manifestement développée sous l'influence des accidents du voile du palais. L'orifice des trompes a participé au gonflement inflammatoire de la zone qui entourait le processus ulcératif du voile du palais. Les trompes se sont prises et l'inflammation s'est propagée à la caisse du tympan. En effet, la surdité s'est déclarée en même temps que l'ulcération de la gorge. La lésion de la caisse s'est bornée à une simple hyperhémie de sa membrane. L'inspection révélait une concavité exagérée des deux tympans, un peu de rougeur le long du manche du marteau, la diminution d'éclat du triangle lumineux. Les trompes, sans présenter une réelle obstruction, n'étaient pas complètement libres et marquaient une certaine sensibilité aux insufflations. Enfin, la surdité présente bien les caractères qu'elle prend dans l'otite moyenne simple. C'est une demi-surdité, améliorée par les insufflations d'air et par conséquent intermittente; enfin temporaire. La perception du diapason par les os du crâne et l'absence de bourdonnements montrent bien qu'il s'agit d'une simple congestion de la muqueuse de la caisse, ainsi qu'on l'observe dans tout catarrhe naso-pharyngien de médiocre intensité. La durée des troubles de l'ouïe est subordonnée à celle des lésions naso-pharyngiennes. Au traitement local, cathétérisme des trompes, insufflations d'air, gargarismes, etc., on doit évidemment associer le traitement spécifique.

En résumé, les accidents secondaires de l'oreille dans la syphilis héréditaire tardive, ne nous semblent présenter rien de particulier. Il suffit de les constater, pour les ajouter à la liste déjà longue des causes de l'otite moyenne secondaire.

II. Accidents primitifs.

Les variétés que présentent les accidents primitifs d'origine hérédo-syphilitique, soit dans leur époque d'apparition, soit dans leur siège, soit dans leurs symptômes et leur pronostic, permettent de les subdiviser en deux groupes (Fournier) :

1° L'otite moyenne suppurée;

2° La surdité profonde.

1° *Otite moyenne suppurée.* — L'otite moyenne suppurée a été signalée dans la syphilis héréditaire précoce. «On a observé l'otorrhée, dit M. Vidal dans sa thèse d'agrégation (1), mais dans aucune observation je n'ai trouvé de détails sur l'état de la membrane qui tapisse le conduit auditif externe, ni rien qui permette d'attribuer à cet écoulement des caractères spécifiques.» Nous n'avons rien à ajouter à cette citation ; nous avons trouvé l'otorrhée plusieurs fois mentionnée ; mais, l'examen des oreilles n'a pas été fait dans les observations plus récentes de syphilis héréditaire précoce que nous avons parcourues.

L'otite moyenne suppurée de la syphilis héréditaire tardive se manifeste surtout dans la seconde enfance. Elle consiste en un écoulement de l'oreille moyenne qui s'établit sans douleur, sans phénomènes d'acuité. On remarque brusquement que l'enfant tache son oreiller, que son oreille coule sans que l'enfant ait attiré par ses plaintes l'attention de ses parents sur cette région, dans les jours précédents. Lorsque l'on pratique l'examen de l'oreille, on constate le plus souvent une otite moyenne avec perforation du tympan, mais sans troubles de l'audition. La marche de cette otorrhée est variable. Tantôt l'écoulement purulent diminue peu à peu et disparaît complètement au bout de quelques semaines (deux à six semaines). L'affection ne laisse alors d'autre trace qu'une cicatrice du tympan. Tantôt l'écoulement persiste pendant des années et s'accompagne de lésions graves. La membrane du tympan présente une ou plusieurs perforations; elle peut même être totalement détruite. Les osselets subissent des altérations semblables ; ils peuvent se nécroser et s'éliminer avec le pus. L'ouïe, dans ces cas-là, est généralement compromise.

(1) De la syphilis congénitale. Th. d'agrég., Paris, 1860.

Les éléments du *diagnostic* reposent d'une part sur la constatation de l'otorrhée, sur les lésions du tympan et des caisses, d'autre part sur l'absence de phénomènes inflammatoires : la fièvre, la douleur surtout qui, dans les otites non syphilitiques, est généralement vive, atroce même, et plonge le malade dans l'angoisse.

L'abscence de la douleur est-elle absolument caractéristique de la syphilis, dans l'otite moyenne purulente? M. le professeur Duplay (1) dit que le catarrhe chronique de l'oreille est quelquefois suivi d'une perforation du tympan, sans avoir jamais été précédé de phénomènes inflammatoires. «Cette étiologie, ajoute-t-il, est beaucoup plus commune qu'on ne le pense, et c'est ainsi que surviennent un grand nombre d'otorrhées dont les malades ne peuvent indiquer exactement l'origine.» En attendant que les faits viennent répondre d'une façon plus précise à cette question, nous pensons, avec M. le professeur Fournier (2), qu'il faut se méfier de ces otorrhees et rechercher minutieusement les autres signes de la syphilis héréditaire tardive.

2° *Surdité profonde, surdité hérédo-syphilitique.* — M. Fournier donne le nom de surdité profonde, de surdité hérédo-syphilitique, à la surdité de la syphilis héréditaire tardive qui apparaît généralement entre la dixième et la seizième année, aux approches de la puberté. Elle peut se produire plutôt. Kipp (3) l'a observée chez une fillette de six ans. On l'a rencontrée aussi dans les années qui sui-

(1) In Traité élémentaire de pathologie externe, par Follin et Simon Duplay, t. IV, p. 137.

(2) Leçon clinique professée à l'hôpital Saint-Louis, le 25 mai 1883. Des troubles de l'ouïe dans la syphilis héréditaire tardive.

(3) Transact of the americ. Society, 1880.

vent la puberté. D'après les faits observés jusqu'ici, cette affection, de même que les lésions héréditaires de l'œil, est beaucoup plus fréquente dans le sexe féminin. Hinton a vu chez une jeune fille la surdité s'aggraver, d'abord considérablement aux périodes menstruelles et finir par devenir complète.

Cette surdité s'établit sans s'accompagner de phénomènes du côté de l'oreille externe ou de l'oreille moyenne. Elle s'annonce brusquement et atteint à brève échéance une intensité considérable. Hutchinson (1) cite le cas d'une jeune fille de 17 ans qui, présentant le facies et les dents caractéristiques de la syphilis héréditaire, devint absolument sourde des deux oreilles dans l'espace de deux mois, sans avoir eu ni otorrhée ni otalgie. Les troubles de l'audition sont bilatéraux; cette bilatéralité est tantôt séparée, tantôt simultanée. Voici le processus habituel de cette cophose : un adolescent qui présentait déjà des signes de syphilis héréditaire, malformations dentaires, kératite, etc., s'aperçoit qu'il entend mal d'une oreille; l'audition s'affaiblit de plus en plus, et au bout de quelque temps cette oreille devient complètement sourde. L'autre oreille se prend à son tour, et la surdité de côté subit une marche progressive semblable. Le malade restera sourd toute sa vie (Hutchinson, Hinton). L'invasion de la surdité s'accompagne souvent de vertiges, de battements d'oreille, de bruits musicaux. Si on examine les tympans, on les trouve généralement sains; parfois, ils présentent les traces de lésions anciennes avec lesquelles l'audition est restée longtemps compatible et qui sont insuffisantes pour expliquer la cophose.

C'est ce qui s'est présenté chez le malade dont nous

(1) Med. Times and Gaz., 1875.

avons pu suivre la marche progressive de la surdité dans le service de M. Fournier, et qui fait l'objet de l'observation LVI.

La gorge n'est ordinairement pas affectée de catarrhe et les trompes sont presque toujours libres.

La kératite et la surdité présentent souvent un rapport de succession, la kératite précédant de quelques mois, de quelques semaines la surdité. Dans un mémoire où Kipp (1) rapporte cinq observations de syphilis héréditaire tardive, quatre fois la kératite parenchymateuse a devancé la surdité d'un espace de temps qui varie entre deux ans et quelques semaines, une seule fois elle l'a suivie. Field (2) cite un cas où ces deux affections ont alterné pendant trois ans, la surdité augmentant quand l'inflammation de la cornée s'améliorait. Au bout de ce temps, les yeux se guérirent, mais les oreilles restèrent frappées d'une surdité irrémédiable.

Quelle est la nature des lésions dans cette surdité? Où siègent-elles? — Les autopsies, jusqu'ici insuffisantes et rares, laissent ces questions sans réponse. Hutchinson fait de cette altération de l'ouïe l'analogue de la rétinite syphilitique, et tend à admettre une lésion du nerf auditif ou de ses ramifications dans le labyrinthe; il ajoute, d'ailleurs, qu'on n'a pu encore acquérir par l'autopsie de données définitives sur ce point et que, si les syphilitiques héréditaires tardifs franchissent heureusement la période de l'enfance, ils présentent ensuite une remarquable ténacité de vie. Kipp, sans rejeter absolument la possibilité des altérations du labyrinthe, voit plutôt dans la bilatéralité

(1) Loc. cit.
(2) Med. Times and Gaz., 16 fév. 1878, p. 168.

des accidents, le signe d'une lésion du plancher du quatrième ventricule. La question reste donc en suspens.

Pour que le *diagnostic* de cette surdité profonde n'offre pas de réelles difficultés, il faut d'une part qu'elle soit accompagnée des principaux signes de la syphilis héréditaire tardive, facies terreux, malformations dentaires, kératite parenchymateuse; que, d'autre part, elle ne succède pas immédiatement à une otorrhée, à des lésions graves du tympan, à des manifestations du côté de l'arrière-gorge.

Succède-t-elle à une otorrhée? Se présente-t-elle en même temps qu'une gomme ou une ulcération du pharynx? Le diagnostic devient plus délicat et doit être éclairé par une exploration minutieuse de l'oreille moyenne et du nasopharynx. C'est ainsi que, dans l'observation LI, rapportée par Hutchinson, la surdité succéda à une otorrhée. MM. Leloir et Perrin ont également noté chez une syphilitique héréditaire une otorrhée purulente abondante qui guérit, mais en laissant, après elle, une surdité persistante. Ne peut-on pas admettre que dans ces cas la surdité était consécutive aux lésions de la membrane et de la caisse du tympan, par conséquent distincte de la forme de surdité que nous venons de décrire.

Le *pronostic* est grave, puisque la surdité est la terminaison presque fatale des troubles de l'ouïe et constitue, par son incurabilité, une infirmité réelle. Dalby signale une autre conséquence possible, la *surdi-mutité*. D'après les statistiques de cet auteur, la syphilis héréditaire serait, après la scarlatine, la cause la plus fréquente de la surdi-mutité.

Le *traitement* spécifique, si efficace dans la kératite parenchymateuse, ne guérit pas la surdité hérédo-syphilitique. Les malades, dont on a observé, au début du traitement, une amélioration de l'ouïe, sont bientôt retombés dans une cophose incurable.

Observation LII.

Hutchinson. On the different forms of inflammation of the eye, consequent on inherited syphilis. Ophthalmie hospital reports, t. II, 1859, p. 63 et 64.

John B..., 21 ans. L'aspect qu'il présente est tel qu'à première vue je soupçonnai chez lui l'existence d'une syphilis héréditaire ; toutefois, ni *ses dents*, ni *aucun de ses traits* n'offraient de particularité assez marquée pour rendre le diagnostic positif.

Les deux cornées étaient amincies et proéminentes, comme si elles avaient été autrefois le siège d'une inflammation ; la gauche conservait encore une légère opacité.

Sa mère me dit que son père et son oncle étaient chirurgiens, et que tous deux considéraient les accidents éprouvés par ce garcon, comme la conséquence de la « maladie » contractée pendant son enfance. On me fit ensuite une histoire assez embrouillée, pour m'expliquer comment il avait contracté ce mal. On me rapporta qu'il avait une fois pris le sein d'une de ses tantes affectée d'une éruption spécifique, et qu'il était ensuite survenu à la surface du corps des ulcérations, qui avaient persisté longtemps. Il avait eu aussi de l'ozène et de l'excoriation à l'anus. Il resta souffrant jusqu'à l'âge de 8 ans; à cette époque, il fut pris d'une inflammation des yeux (probablement une kératite chronique) dont la durée fut très longue, et pour laquelle M. Dalrymple lui donna longtemps des soins. Vers le même temps, il eut une otorrhée qui le laissa complètement sourd; il l'est encore d'ailleurs.

Ce jeune homme venait se faire traiter, non pour sa kératite passée depuis longtemps, mais pour une attaque d'iritis subaiguë. Sous l'influence d'un traitement mercuriel et iodé, l'iritis guérit promptement. L'autre œil ne fut pas atteint.

Observation LIII (in extenso).

Hutchinson. Loc. cit.

Syphilis héréditaire. Kérato-iritis double. Aphonie. Surdité et ulcération du palais.

Elisabeth H..., a été soignée à City-Hospital, pour une affection de poitrine, en 1852. C'est l'aînée de trois enfants, qu'elle dit bien portants, mais sujets à des éruptions. Le père, homme dépravé, a eu des maux de gorge et une affection squameuse.

Cette malade doit avoir eu, à l'âge de 3 mois, une affection du nez, et un peu plus tard « le muguet ». Jusqu'à l'âge de 5 ans, elle eut toutes les apparences d'une bonne santé. A cet âge, elle eut une ophthalmie, fut prise ensuite d'une ulcération de la gorge et d'une surdité consécutive.

C'était une jeune fille chétive, présentant au plus haut degré le facies hérédo-syphilitique. Elle était affectée d'ulcérations du larynx et des piliers ; la luette et une grande partie du voile du palais étaient déjà détruites. Elle était complètement sourde, aphone; elle présentait du sifflement laryngé, en toussant.

Bien que le début de l'affection remontât à dix ans, les cornées n'étaient plus assez transparentes pour qu'on put voir nettement l'iris. ependant, on pouvait encore constater l'amincissement et la couleur rdoisée de l'iris.

A la suite d'un traitement que lui fit suivre le docteur Risdon Bennett, pendant quelques mois, et qui consista en fumigations mercurielles, en l'administration d'iode à l'intérieur et en toniques, son état fut beaucoup amélioré. Mais, il n'y avait pas de modification appréciable dans l'état des yeux quand elle fut soumise à mon examen.

Observation LIV.

Spillmann. In thèse de Bruncher.

Père syphilitique. Mère indemne. Trois enfants, le second atteint de syphilis héréditaire, de surdité d'un côté, d'otorrhée de l'autre.

N..., âgé de 31 ans, contracta la syphilis au mois de janvier 1859. Traitement régulier pendant près de deux ans et demi. Au bout de ce temps, se croyant complètement guéri et malgré mes instances, il se marie ; sa femme devient grosse et accouche d'un enfant bien portant, qui est fort et robuste et n'a présenté jusqu'alors aucun accident.

Environ deux ans et demi après son mariage, il vient me consulter pour du psoriasis palmaire et des syphilides linguales (Frictions mercurielles et traitement sévère). Il m'annonce, en même temps, que sa femme est enceinte; je lui expose la gravité de la situation et l'engage à faire suivre un traitement à sa femme. Cette dernière, ne comprenant pas pourquoi j'insistais pour lui faire prendre un traitement, n'a pris que quelques pilules d'hydrargyre et un peu d'iodure de potassium. Elle n'a présenté, pendant tout le temps de sa grossesse, aucun accident spécifique.

L'enfant, venu au monde assez chétif, n'a commencé à présenter des symptômes de syphilis héréditaire que deux ans et demi après sa naissance. Auparavant, cependant, il s'était manifesté des symptômes de rachitisme, et surtout un chapelet costal nettement prononcé. L'enfant a été atteint *successivement* d'une kératite parenchymateuse de l'œil droit, de *surdité* complète de l'oreille gauche, qui persiste encore aujourd'hui.

Dents profondéments crénelées. Crâne asssz volumineux, bosse frontale proéminente. Éruptions successives papuleuses et papulo-croûteuses sur le tronc et les organes génitaux. Il y a en ce moment des phénomènes hépatiques, caractérisés par une augmentation considérable du volume du foie, de l'ictère et même un peu d'ascite. Tous ces accidents ont cédé successivement à l'emploi des frictions mercurielles et de l'iodure de potassium; seules, la *surdité*, l'*otorrhée* et la kératite ont persisté.

Observation LV.

Recueillie à l'hôpital Saint-Louis, par M. le Dr Barthélemy. Service de M le professeur Fournier. Annales de dermatologie et de syphiliographie, 25 août 1883.

Q..., Joseph, âgé de 15 ans, est amené par son père, le 10 novembre 1883, à l'hôpital Saint-Louis; il est couché au lit n° 18 *bis*, de la salle Saint-Louis.

Antécédents héréditaires. — Le père du malade est un homme vigoureux, bien portant, qui n'a jamais eu d'autre maladie qu'une blennorrhagie à l'âge de 28 ans, et quelques ulcérations à la verge; traitées comme des chancres simples, ces lésions furent complètement et définitivement guéries au bout de deux mois. A 30 ans, cet homme épousa une femme âgée de 25 ans, veuve depuis une année de mariage; le premier mari de cette femme lui avait donné la syphilis dès les premiers jours du mariage. Ignorant la gravité de sa maladie, cette malheureuse femme ne suivait aucun traitement, pas plus après son veuvage que pendant son mariage. Un an après la mort de son premier mari, elle se remaria avec le père de notre malade. A cette époque, c'est-à-dire deux ans après avoir contracté la syphilis, elle ne présentait aucun accident. Au bout de neuf mois de mariage, elle eut une fille qui se porta bien jusqu'à l'âge de quatre ans, mais qui mourut à cet âge d'une « *méningite ?* »

Pendant cinq ans, la mère jouit d'une très bonne santé; mais, à partir de cette époque, c'est-à-dire sept ans après avoir contracté la syphilis, survinrent des maux de tête violents, surtout la nuit, des étourdissements, des vertiges. C'est sur ces entrefaites qu'elle devint enceinte de l'enfant qui fait le sujet de cette observation. Elle accoucha à terme (1867).

Aux vertiges et aux maux de tête se joignit un écoulement de mucosités purulentes et sanguinolentes ; puis survint de l'ozène et bientôt le nez s'affaissa Quelque temps avant que cet « éboulement, cet effondrement du nez» se produisît, des débris osseux, des esquilles furent éliminées par les narines en même temps que les mucosités purulentes. Enfin le voile du palais fut en partie détruit. Un médecin, consulté à ce sujet, amena une rapide amélioration au moyen de l'iodure de potassium.

Quelques années après tous ces accidents (août 1876), cette femme eut de nouveaux accès de céphalée, un *écoulement purulent par l'oreille* et des accidents méningitiques qui l'emportèrent rapidement.

Trois ans après, M. Q..., veuf à son tour, se remaria (1873). De ce nouveau mariage il a un fils âgé de 6 ans, qui jusqu'à ce jour a toujours été bien portant. Quant à lui-même, il ne paraît pas avoir contracté la syphilis de sa première femme. Il jouit d'ailleurs d'une bonne santé et se présente doué d'une forte constitution entachée, peut-être, d'arthritisme.

Antécédents personnels. — Le jeune malade qui fait le sujet de cette observation, le jeune Joseph Q..., est né le 26 avril 1867. Sa mère avait des vertiges, de la céphalée et était trop souffrante pour faire elle-même l'allaitement. Le nouveau-né fut envoyé en nourrice en Bourgogne. Il resta ensuite dans ce pays jusqu'à l'âge de 6 ans et jouit pendant tout ce temps d'une bonne santé. Ce ne fut qu'à l'âge de 7 ans que commencèrent à se produire des lésions dont on peut encore aujourd'hui constater les traces où les conséquences. Le père raconte que l'enfant aurait alors été brusquement, et sans avoir auparavant jamais souffert de la gorge, pris d'une épistaxis abondante accompagnée de crachements de sang et de pus. Dès lors, le petit malade eut la voix nasonnée, des troubles de la nutrition assez marqués pour amener, lorsqu'il buvait vite ou abondamment, le reflux d'une partie des liquides par le nez. Le père donne sur ces divers points, des détails très nets et très circonstanciés.

Etat actuel. — L'enfant est âgé de 15 ans ; il est développé d'une façon moyenne, et rien n'attire l'attention au premier coup d'œil sur ses fâcheux antécédents. Mais si on vient à examiner sa gorge, on constate que la luette a disparu, que la partie postérieure du voile est en partie détruite, que la partie antérieure présente un aspect cicatriciel très accentué et que le pharynx offre aussi des traînées blanchâtres et dures de tissu inodulaire. Il n'y a pas de perforation centrale du voile du palais ; la voûte palatine n'est pas non plus lésée actuellement.

Le *nez* est aplati, affaissé au niveau de sa partie moyenne. Cet « éboulement ou effondrement » du nez a commencé à se produire vers l'âge de sept ans; c'est du moins depuis cette époque que le père raconte avoir constaté de l'ozène chez l'enfant.

Un *stylet introduit dans la narine* permet de reconnaître que le plafond des fosses nasales est dénudé sur une assez grande étendue du côté droit, assez loin des narines et dans une région qui doit répondre à la portion ethmoïdale de la voûte. Le stylet est arrêté à tout instant par les rugosités des surfaces osseuses et produit un bruit sec, éclatant, par la pression des parties nécrosées. Les phénomènes se montrent sur une grande étendue. La cloison n'est pas perforée, mais elle s'est notablement amincie et cède sous la pression du stylet.

Pendant l'enfance des lésions graves ont aussi altéré les *organes de la vision*. L'œil droit voit bien, mais l'œil gauche a la cornée trouble et inégale sur certains points, épaissie sur certains autres ; la pupille est privée de contractilité, et, en somme, la vision est très restreinte. C'est ainsi que le malade, assis sur son lit, ne peut lire le numéro de sa pancarte. Ces troubles oculaires se sont montrés vers l'âge de 10 ans, et se seraient développés spontanément et rapidement.

Enfin ce pauvre malade est atteint d'une *surdité* complète de l'oreille droite et d'une simple diminution de l'ouïe de l'oreille gauche. Les lésions de l'oreille droite datent de l'enfance, car le père dit avoir toujours vu de l'otorrhée du côté droit.

On comprend que dans ces conditions, l'*intelligence* du malade ait été peu cultivée, elle n'est pas, en effet, très vive ; pourtant, rien ne peut faire considérer le malade comme un idiot ou comme un être frappé d'un arrêt de développement du cerveau. C'est une intelligence lourde et bornée, mais non abolie.

Les *oreilles* ont été examinées par le docteur Hermet, qui résume ses constatations ainsi qu'il suit :

I. *Oreille gauche.* — Le malade dit qu'il n'a pas eu d'écoulement purulent de ce côté. Ce fait n'est pas exact, puisque le tympan porte deux perforations très visibles. La plus grande est taillée comme à l'emporte-pièce ; elle siège dans le segment antérieur ; elle est située dans cette portion du tympan qui de haut en bas s'étend de la tête du manche du marteau à l'ombilic tympanique, et qui d'arrière en avant se dirige du corps du marteau vers le cercle du tympan. On aperçoit une membrane de seconde formation disposée en infundibulum et fournissant la preuve de la tentative qu'a faite l'organisme pour reconstituer l'intégrité du tympan. L'autre perforation, beaucoup plus petite, siège dans le segment postérieur et se trouve presque sur le même plan que la membrane primitive. Elle présente aussi une membrane de nouvelle formation.

On dirait, écrit le docteur Hermet, que le corps du marteau est comme suspendu entre ces deux perforations.

Audition. — Montre à deux centimètres.

II. *Oreille droite.* — L'écoulement purulent persiste de ce côté depuis plusieurs années; il est survenu brusquement, sans douleur, puisque le malade ne l'a remarqué qu'à cause du pus qui tachait son oreiller.

La membrane du tympan est détruite ; les osselets ont disparu; l'œil pénètre directement et facilement dans la caisse dont la muqueuse est rouge, hyperhémiée, tuméfiée. Elle se présente au premier coup d'œil avec une coloration d'un gris jaunâtre, mais on ne tarde pas à reconnaître que cette teinte est empruntée à la couche de pus qui tapisse la caisse. Si on vient à l'essuyer avec un tampon d'ouate, la muqueuse apparait comme elle est décrite plus haut.

Les *testicules* n'offrent rien de nouveau à noter.

Le *corps* ne présente pas d'autre lésion, ni du côté des os (exostose, périostite, ostéome, carie, nécrose, etc.). ni du côté de la peau (cicatrice, pigmentation, croûte, etc.). Toutefois il faut noter sur les téguments, la malformation spéciale qui donne lieu à l'*ichthyose*. Cet état spécial de la peau se serait montré vers l'âge de trois ans, il se présente d'ailleurs avec les caractères de l'ichthyose nacrée et craquelée et dans les localisations habituelles, c'est-à-dire que l'on constate une exagération marquée aux coudes, aux genoux et, en général, du côté de l'extension et, au contraire, l'atténuation et même l'absence de la lésion au niveau de la face, des surfaces plantaires et palmaires, aux organes génitaux, etc.

Un oncle du malade est le seul membre de la famille qui ait de l'ichthyose. C'est pour l'ichthyose que Q. est déjà venu plusieurs fois à l'hôpital Saint-Louis, soit en 1880, soit en 1881. Chaque fois les bains répétés et les frictions au glycérolé d'amidon l'ont rapidement amélioré. Cet état pathologique n'est d'ailleurs ici qu'un phénomène accessoire.

Observation LVI (résumée).

MM. Leloir et Perrin. Ann. de syphil. et de derm., 25 mars 1883.

Marie Ch., fleuriste, 16 ans, entre le 20 décembre 1863, à Saint-Louis service de M. le professeur Fournier.

Mère âgée de 39 ans, syphilitique depuis 1883, a eu une roséole, de l'alopécie, des syphilides buccales et vulvaires. Premier enfant mort à trois mois. Mariée en 1864. Deuxième enfant mort à quatre mois.

En 1866, Marie Ch. naît avec des syphilides des fesses. 2 cuillerées de KI. Guérison.

A 2 ans, bulles, boutons des mains et des pieds. Sublimé.

A 10 ans, douleurs de l'oreille gauche, *otorrhée purulente* abondante pendant quelques mois, guérison, mais *surdité* persistante.

A 14 ans, kératite et taie à gauche.

Etat actuel. — Cicatrices diverses à gauche, traces d'une ancienne perforation du tympan, traces de la kératite, amygdalite. Canine gauche placée en avant de l'incisive latérale. Guérison.

Observation LVII.

Lépine. Lyon médical 1883.
Syphilis héréditaire tardive *probable*.

Le 20 juin de cette année est entré dans mon service un jeune homme de 18 ans, complètement sourd et amaurotique. Sa mère, qui l'accompagnait, racontait qu'il s'était bien porté jusqu'en 1882. A ce moment il s'est plaint d'une céphalalgie violente qui lui arrachait des cris de douleurs, et de raideur dans la région de la nuque. Trois fois il avait été pris, à deux ou trois jours d'intervalle, de vomissements et de convulsions. Cette période d'excitation aurait duré quinze jours. Pendant le cours des mois suivants, il fut ca me, mangeant avecgrand appétit, mais ne pouvant travailler et se plaignant sans cesse d'une céphalalgie opiniâtre. Puis, au mois de mars, il commença à *entendre moins distinctement*. Jamais il n'accusa la moindre douleur du côté de l'appareil auditif. En moins d'un mois *l'ouïe se perdit à peu près complètement* ; en avril la vue s'affaiblit à son tour, et, un peu plus tard, les forces diminuèrent. Pendant son séjour, on constata un amaigrissement général, bien que l'appétit se soit conservé ; un certain degré de faiblesse générale *sans paralysie* du mouvement et sans contractures ; le malade est souvent somnolent et abattu, mais habituellement il pousse des gémissements presque à expiration et porte ses mains à la tête. Quand on cherche à l'examiner, il entre le plus souvent dans une sorte de fureur et dit des injures. Son intelligence est affaiblie. Nulle part la sensibilité n'est diminuée et elle parait même partout exaltée d'une manière uniforme. L'*ouïe* et la vue paraissent à peu près complètement abolie. Les pupilles sont dilatées, les globes oculaires se meuvent en tout sens, le plus souvent les yeux sont demi-clos et la figure grimaçante.

L'abdomen est rétracté, en bateau, le pouls accéléré ; mais la peau n'est pas chaude ; jamais d'œdème ; urine plutôt pâle, non albumineuse.

A la fin de juillet, la faiblesse a fait des progrès ; hyperesthésie générale et abolition des réflexes.

La mort est arrivée pendant les vacances. Grâce à l'extrême obligeance de mon collègue, M. Bard, qui me remplaçait alors, j'ai pu assister à l'autopsie ; voici ce qu'elle nous a permis de constater :

Cadavre très amaigri. Organes petits, mais sains.

La face convexe du cerveau ne présente rien de particulier ; mais, à la base, on trouve que le chiasma, la fosse pituitaire, les pédoncules, la protubérance et le bulbe sont englobés par une masse gélatiniforme, en général molle, mais dure par places, et présentant de petits noyaux caséeux. au niveau du bulbe ; cette masse incisée offre une épaisseur d'un demi centimètre. L'arachnoïde et la pie-mère font partie de cette masse qui. dans la plus grande partie de son étendue, n'est pas tellement soudée à la substance nerveuse sous-jacente, qu'on ne saisisse parfaitement la limite de l'une ou de l'autre. Toutefois, à certains endroits et notamment tout à fait en avant du bulbe, le néoplasme se confond en quelque sorte avec la substance nerveuse qui présente à ce niveau une color tion jaune serin. Les origines de tous les nerfs crâniens (sauf la première paire) sont toutes englobées dans le néoplasme, mais elles ne semblent pas fort comprimées, car les nerfs paraissent présenter, à peu de chose près, leur volume normal.

Sur l'épendyme des ventricules latéraux, il y a des taches saillantes, gélatiniformes, dures.

L'examen histologique de cette masse morbide n'a pas encore été fait, mais il n'est pas douteux qu'il s'agisse d'un syphilome.

Vu l'absence de renseignements on peut discuter sur la date de la syphilis chez ce jeune homme. Sans entrer dans une discussion à ce sujet je crois pouvoir dire qu'il s'agit probablement d'une *syphilis héréditaire tardive.*

Au point de vue qui m'occupe spécialement ici, j'insiste sur le fait que l'examen des nerfs crâniens n'a pas montré que le nerf optique et l'acoustique fussent plus comprimés que les autres. J'ai spécialement examiné comparativement le facial et l'acoustique ; les conditions anatomiques dans lesquelles ils se trouvaient m'ont paru identiques ; or, il existait, comme on l'a vu, une surdité à peu près complète, et il n'y avait pas trace de paralysie faciale ; il n'y avait pas davantage paralysie des muscles de l'œil Comment donc la perte des fonctions des nerfs optique et auditif pouvait-elle coexister avec l'intégrité des fonctions des autres nerfs crâniens ?

Quant à la perte de la vue. la difficulté n'est pas très grande ; il suffit d'admettre l'existence chez mon malade d'une névrite optique. Bien que la constatation, vu l'état d'indocilité du malade, n'ait pu être faite pendant la vie et que les globes oculaires n'aient pu être examinés après la mort, je pense que personne ne contestera sérieusement cette hypothèse, car les conditions de production de la névrite optique ne faisaient pas ici défaut.

Pour expliquer la perte de l'ouïe, n'est-il pas légitime de faire une supposition analogue? Ne peut-on pas admettre que les terminaisons nerveuses du nerf auditif se trouvaient dans une condition analogue à celle de la rétine? Cette hypothèse me paraît mériter d'être prise en sérieuse considération, non-seulement pour le cas actuel, mais pour un certain nombre de cas de troubles de l'ouïe et de surdité survenant dans le cours du développement d'une tumeur cérébrale. Sans être aussi communs que l'amblyopie, les troubles auditifs sont alors loin d'être rares, même si la tumeur siège dans les parties de l'encéphale éloignées du *centre* de l'audition et ne comprime pas directement le nerf auditif. Par cette raison, l'explication que je propose de leur présence me semble légitime.

Au point de vue du diagnostic, l'existence de troubles de l'ouïe dans le cas de tumeur cérébrale ne me semble donc pas conduire nécessairement à une localisation soit sur le trajet des nerfs auditifs, soit dans les lobes sphénoïdaux, pas plus que l'amblyopie et l'amaurose, n'indiquent une lésion des nerfs et bandelettes optiques ou des lobes occipitaux. Dans le cas actuel, on n'avait pas diagnostiqué une lésion de ce genre, et l'évènement a prouvé que c'était avec raison.

Réflexions.—Bien que l'examen du malade, au point de vue de la syphilis héréditaire, laisse beaucoup à désirer; qu'il ne nous fasse connaître ni l'état des dents, ni celui des organes de l'ouïe accessibles à l'exploration, nous avons cru devoir en rapporter l'observation dont deux points ont attiré notre attention : la marche rapide de la surdité, tout à fait semblable à celle de la surdité hérédo-syphilitique, — la constatation d'un néoplasme vraisemblablement syphilitique à l'autopsie. Devons-nous admettre l'hypothèse de M. Lépine concernant la pathogénie de la surdité dans ce cas? Tout en la considérant comme possible, en raison surtout de l'incertitude qui règne sur la nature du mal, nous pensons qu'il est préférable de se borner à relater ce fait.

Observation LXIII.

Recueillie dans le service de M. le professeur Fournier.

Syphilis héréditaire tardive.

H. Louis, 17 ans, entre, en février 1883, à l'hôpital Saint-Louis, salle Saint-Louis (service de M. le professeur Fournier).

Antécédents héréditaires. — Son père est bien portant, mais alcoolique. Avant de se marier, sa mère a contracté la syphilis à l'âge de 24 ans. Soignée à Lourcine par M. Lailler, dans le service duquel elle resta huit mois, elle présenta des syphilides vulvaires et buccales, de l'alopécie et des boutons sur le corps. Le traitement consista à l'intérieur en *pilules*, à l'extérieur en cautérisations au nitrate d'argent.

Six mois après sa sortie de Lourcine elle eut de nouveaux accidents cutanés ; elle entra de nouveau dans le service de M. Lailler et y resta six mois. On lui fit prendre des *pilules* et de l'iodure de potassium. Depuis elle ne fut plus soignée et n'a plus été malade.

Elle devint enceinte deux ans après les premières manifestations syphilitiques. Elle accoucha à terme d'un enfant qui mourut au bout de dix-sept jours. Cet enfant avait eu des bulles de pemphigus aux mains et aux pieds, des ulcérations à l'anus et aux lèvres, des boutons sur le corps. Un an après cette première grossesse, et par conséquent trois ans après le début de la syphilis, elle se maria avec un homme sain, robuste, mais alcoolique. De cette union, elle a eu huit enfants qu'elle a tous nourris. L'aîné est le malade qui fait l'objet de cette observation. Des sept autres, trois sont morts ; un est né avant terme ; les trois autres n'ont jamais eu d'accidents syphilitiques et sont bien portants. Les trois premiers sont morts au bout de trois mois, après avoir présenté, trois semaines environ après leur naissance, des éruptions aux fesses, aux pieds, aux mains, à la face et sur le tronc. Ils n'ont pas été traités comme syphilitiques.

Antécédents personnels. — Le malade, que nous observons, est venu à terme et a été nourri par sa mère. Trois semaines après sa naissance il a eu des boutons sur les fesses, des ulcérations anales, etc... La mère, attribuant ces accidents à la syphilis, alla consulter M. Lailler et lui présenta son enfant. Les premières manifestations disparurent assez vite sous l'influence du traitement. Mais, à l'âge de 4 ans, l'enfant, qui était chétif et souffreteux, retomba malade et fut traité, au dire de la mère, pour le carreau, par un médecin de Saint-Denis (iodure de fer et huile de foie de morue). A 12 ans, elle le conduisit à Sainte-Eugénie : il avait la gourme et les ganglions cervicaux tuméfiés (cataplasmes et huile de foie de morue). A l'âge de 15 ans il eut des douleurs dans les genoux et dans les jambes.

Etat actuel. — DENTS. — Les incisives médianes inférieures présentent trois cuspides bien nettes et régulièrement disposées. Elles sont toutes les deux amincies à leur bord libre. L'incisive droite présente une dépression transversale en forme de cupule élargie. (Dents trilobées.)

Les incisives latérales gauches n'ont pas de sillons, mais sont amincies à leur sommet. L'incisive latérale droite présente un vestige d'encoche insignifiant. Les canines inférieures sont saines, les petites molaires aussi ; les premières molaires absentes ; les dents de sagesse n'existent pas encore.

Les incisives médianes inférieures sont un peu divergentes en dehors.

L'incisive médiane supérieure gauche offre le type de la dent d'Hutchinson, à savoir l'échancrure semi-lunaire très accentuée, bordée de chaque côté par deux cuspides. Il y a, en outre, perte de substance de la face antérieure remontant à un millimètre et demi et se confondant avec l'échancrure.

L'incisive médiane supérieure droite est amincie; son bord tranchant présente une ébauche à peine apparente d'échancrure. Ces deux dents sont obliques et divergentes. Sur la face antérieure de l'incisive médiane supérieure droite, on voit à la loupe deux ou trois stries transversales minimes.

L'incisive latérale droite est saine. L'incisive latérale gauche a un bord tranchant, un peu inégal.

La canine supérieure droite offre deux légers sillons un peu arqués, à peine visibles. La canine supérieure gauche est saine.

Prémolaires supérieures saines. La première molaire supérieure, à droite, commence à se carier ; celle de gauche est cariée. Dents de sagesse absentes.

D'une façon générale, le volume des dents est à peu près normal. Les incisives supérieures sont un peu courtes. Il n'y a pas d'écartement prononcé entre les dents, sauf entre les incisives médianes supérieures et inférieures, en raison de leur divergence.

Yeux. — La cornée gauche est à ce point dépourvue de transparence qu'à la lumière ordinaire on distingue à peine la pupille. Elle a une couleur grisâtre générale. Dans le segment inférieur, on voit un point rouge; dans le segment supérieur, une zone rosée d'origine vasculaire manifeste. Au-dessous du niveau de la papille, existe une zone blanchâtre, opaque, en coup d'ongle Très légère injection de la conjonctive, plus accentuée au niveau des segments superieur et inférieur de la cornée. Le malade tient sa paupière un peu abaissée. Photophobie légère.

Pas de larmoiement. Il dit qu'il souffre de son œil, mais seulement quand il regarde le jour.

La cornée droite présente deux néphélions linéaires. (Le nez n'est pas déformé.)

Oreilles. — Le malade n'entend pas de l'*oreille gauche* depuis une époque qu'il ne peut pas déterminer exactement. Le malade n'a jamais remarqué d'écoulement. Il y a cependant une perforation de la membrane du tympan, située au niveau de son segment antérieur, en avant du manche du marteau, et grande comme une tête d'épingle. La membrane est épaissie, terne; le triangle lumineux a disparu. Le manche du marteau paraît rouge, hypertrophié; en un mot, on retrouve tous les signes d'une otite ancienne de la caisse. *Cophose absolue.* La trompe est libre.

Oreille droite. — *Depuis un mois seulement,* le malade est sourd de cette oreille. La surdité a été progressive; mais, en un mois, les progrès du mal ont été tels qu'aujourd'hui le malade n'entend plus du tout. La membrane du tympan est moins épaisse que celle du côté gauche. Elle est légèrement déprimée. Plus de triangle lumineux. Le manche du marteau est un peu déjeté en dehors. La trompe est libre.

Le malade se plaint de bruits musicaux. Le matin, il a des étourdissements. Malgré les lésions de la membrane du tympan, qui évidemment sont considérables, il faut chercher ailleurs que dans l'appareil de transmission la cause d'une cophose aussi complète. Car, elles sont insuffisantes pour l'expliquer. Réside-t-elle dans le cerveau, dans le labyrinthe, sur le trajet du nerf auditif? Les bruits musicaux et les étourdissements sont bien les symptômes d'une otite labyrinthique; mais, cette cophose absolue indique en même temps une paralysie du nerf auditif.

Le malade *n'a jamais souffert des oreilles*. Il est tellement sourd qu'on est obligé de se servir de l'écriture pour communiquer avec lui.

Le teint du malade est un peu terreux. Ses membres sont grêles.

Ici, le diagnostic de la syphilis héréditaire tardive, en faveur duquel les malformations dentaires, les altérations de la vue et de l'ouïe constituent déjà de si fortes présomptions, est rigoureusement confirmé par l'enquête qui révèle la syphilis chez la mère du malade et par la polylé-thalité de ses frères ou sœurs.

Les trois termes de la triade d'Hutchinson y sont nettement représentés. La surdité de l'oreille droite a suivi d'un espace de temps, que le malade n'a pu préciser, celle de l'oreille gauche. Mais, si les traces d'une otite moyenne, ancienne pourtant, et l'époque indécise des troubles auditifs à gauche ne permettent pas d'établir la marche exacte de la surdité de ce côté, l'évolution de la surdité à droite est tout à fait caractéristique. De cette observation et des faits précédemment observés, à l'appui desquels elle vient d'une façon saisissante, se dégage cette conclusion formulée par M. le professeur Fournier : « L'influence syphilitique héréditaire réalise d'une façon authentique un mode spécial de surdité, à apparition brusque, à marche rapide, à pronostic désastreux ».

CONCLUSIONS

SYPHILIS ACQUISE

I. *Oreille externe*

1° Le chancre syphilitique ne se présente sur l'oreille externe qu'à titre de curieuse exception.

2° Les manifestations de la période secondaire présentent un inégal intérêt, suivant qu'elles siègent sur le pavillon ou sur le conduit auditif.

Les syphilides du pavillon ne se distinguent des autres éruptions spécifiques de la surface cutanée par aucun caractère spécial.

Les syphilides du conduit, sans être absolument fréquentes, ont été signalées par un certain nombre de syphiligraphes et d'otologistes. Les otopathies anciennes et la malpropreté agissent sur leur developpement, comme causes prédisposantes. Les syphilides papulo-érosives s'accompagnent des symptômes de l'otite externe : suintement séro-purulent, douleur, gonflement plus ou moins considérable des parties voisines. Elles offrent une notable tendance à l'hypertrophie.

Devenues hypertrophiques, elles donnent une suppuration abondante, effacent plus ou moins la lumière du conduit et produisent une otalgie violente et des troubles variés de l'audition : bourdonnements, surdité à tous les degrés. Leur aspect est tel qu'elles ont été prises pour des polypes. Cette variété de syphilides a une durée moyenne de quatre ou cinq semaines et guérit, sans laisser de traces, par des moyens simples : injections détersives, cautérisations au nitrate d'argent et topiques desséchants. L'excision n'en hâte pas la guérison.

M. Ladreit de Lacharrière décrit une otite syphilitique qui serait caractérisée par un état inflammatoire spécial des deux conduits, par la nature de la sécrétion et par une diminution de l'ouïe avec sensation de plénitude de l'oreille : affection curable qui, toutefois, dans certains cas, aurait laissé après elle une surdité due soit à un état catarrhal des caisses, soit à un certain degré d'épaississement des tympans.

3° Les lésions tertiaires du pavillon et du conduit auditif sont essentiellement constituées par des gommes.

Sur le pavillon, en raison de leur développement dans un tissu peu extensible, les syphilides gommeuses produisent des déformations parfois étranges, mais qui dépens dent essentiellement du siège, du volume et du nombre de gommes.

Dans le conduit, les tumeurs gommeuses, observées jusqu'ici, étaient petites, circonscrites, non accompagnées de troubles de l'audition.

Enfin, il existe des exostoses syphilitiques du conduit auditif, consécutives à des otites externes, qui se présentent généralement au nombre de deux, l'une à la paroi antérieure et l'autre à la paroi postérieure du conduit et qui l'oblitèrent dans les deux tiers au moins de son diamètre. (E. Ménière.)

II. *Oreille moyenne.*

1° L'orifice guttural des trompes d'Eustache est une localisation accidentelle du chancre syphilitique. L'accident initial de cette région s'accompagne d'une adénopathie des ganglions cervicaux postérieurs ou des ganglions sous-maxillaires ; il est suivi d'accidents secondaires généralement intenses, savoir : du côté de la muqueuse bucco-pharyngienne, angine très douloureuse, catarrhe naso-pharyngien, ozène, surdité, — du côté de la peau, syphilides nombreuses.

Le chancre syphilitique de la gorge peut produire, par voisinage, l'obstruction de la trompe d'Eustache et l'hyperhémie de la caisse. Les phénomènes qu'il détermine font prévoir le mode de retentissement des angines syphilitiques secondaires sur l'oreille moyenne.

2° Les accidents secondaires comprennent :

a. Les accidents par voisinage de syphilides pharyngées ;

b. Les accidents sans lésions de voisinage.

a. Les premiers, qui sont les plus fréquents, présentent une symptomatologie variée, suivant le degré d'intensité des lésions pharyngées.

Limités à la trompe, ils se traduisent par les signes d'une obstruction de ce canal. Le plus souvent, la caisse est envahie à son tour, et les accidents revêtent la forme d'une otite aiguë simple, plus rarement suppurée, de la caisse. La membrane du tympan présente des altérations diverses ; son infiltration est considérée par Sturgis comme un signe pathognomonique de l'otite moyenne syphilitique.

Ces différents accidents disparaissent généralement avec les lésions qui leur ont donné naissance. Toutefois, l'oblitération définitive de la trompe par des cicatrices consécutives a été notée (Grüber). Le pronostic comporte donc une certaine réserve relative au rétablissement plus ou moins complet de la fonction auditive. Le traitement général doit être aidé d'un traitement local approprié.

b. Les accidents directs de la caisse sont ceux d'une otite moyenne suppurée chronique, dans la production de laquelle la scrofule parait jouer, dans certains cas, le rôle de cause prédisposante.

De plus, Grüber et Schwartze admettent une otite moyenne sèche, qui frappe successivement les deux oreilles, s'accompagne d'altérations du tympan et d'une surdité assez prononcée et qui n'est pas améliorée par le traitement général.

3° A la période tertiaire, les accidents de l'oreille moyenne sont consécutifs à des gommes de la région naso-pharyngienne. A la suite de l'ulcération qui résulte de la fonte de la gomme, on a observé l'oblitération cicatricielle de l'orifice de la trompe.

III. *Oreille interne et nerf auditif*

Les accidents de l'oreille interne sont produits :

1° Par des lésions directes ;

2° Par propagation de lésion de l'oreille moyenne ;

3° Par des lésions osseuses.

Il faut ajouter à ces accidents :

4° Les manifestations nerveuses centrales avec retentissement sur l'audition.

1° Les accidents de l'oreille interne par lésion directe apparaissent tantôt à la période secondaire, tantôt à la période tertiaire. Ils coexistent souvent avec des manifestations oculaires. Ils se traduisent cliniquement par le syndrome de Ménière. La surdité présente des caractères importants : 1° diminution rapide de l'ouïe qui survient en l'absence de lésions notables de l'oreille externe et moyenne et qui n'est pas modifiée par le traitement mécanique ; 2° affaiblissement ou même suppression de la perception du diapason et de la montre par les os du crâne ; 3° amélioration et même guérison de cette surdité par un traitement mixte énergique.

Les faits cliniques semblent corroborés par les recherches anatomiques qui montrent, comme lésions du labyrinthe, une périostite et une infiltration cellulaire hyperplasique bien localisées.

2° Les accidents labyrinthiques par propagation de lésions de l'oreille moyenne ne présentent rien de spécial. Il y a association des symptômes de l'otite moyenne et de l'otite labyrinthique.

3° Les lésions osseuses, qui retentissent sur l'audition, sont les ostéites naso-crâniennes, la carie de l'apophyse mastoïde et surtout la carie du rocher.

4° La syphilis cérébrale prélude à diverses formes par des troubles de l'audition. Les accidents constituent exceptionnellement, à la période prémonitoire, le seul symptôme de la maladie. Ils sont généralement accompagnés d'autres symptômes cérébraux.

Tantôt ils consistent en des sensations subjectives, soit limitées à une oreille, soit bilatérales ; tantôt ils se manifestent par une diminution progressive de l'ouïe qui peut aller jusqu'à la cophose absolue. Enfin, ils réalisent parfois tous les phénomènes de la maladie de Ménière.

Le pronostic de ces accidents est variable. Reconnus dès le début, ils sont heureusement influencés par le traitement spécifique. Dans certains cas, la surdité demeure définitive.

Des troubles de l'audition apparaissent encore dans la période prémonitoire du tabes spécifique. Tantôt ce sont des bourdonnements, des bruissements, des sifflements, tantôt ils se présentent avec tous les symptômes de la maladie de Ménière. Ils ont une durée limitée et disparaissent plus ou moins complètement.

SYPHILIS HÉRÉDITAIRE.

Les accidents auriculaires constituent, après les malformations dentaires et les inflammations oculaires, le signe le plus constant de la syphilis héréditaire tardive.

Ils sont produits :

1° Par voisinage de lésions pharyngées ;
2° Par lésion directe.

1° Comme dans la syphilis acquise, les gommes et les ulcérations naso-pharyngiennes peuvent retentir, par propagation, sur l'oreille moyenne et déterminer une otite moyenne simple, qui, en dehors de son mode de développement, ne présente rien de spécial.

2° Les accidents primitifs, par lésion directe, sont :

a. L'otite moyenne suppurée ;
b. La surdité profonde.

a. L'otite moyenne suppurée de la syphilis héréditaire apparaît surtout dans la seconde enfance. Elle s'établit sans douleur, sans phénomènes d'acuité, l'absence de douleur, sans être absolument caractéristique, est un signe diagnostique d'une certaine valeur.

La marche de l'otorrhée est véritable. Tantôt elle guérit en quelques semaines, tantôt elle persiste pendant des années, s'accompagne de lésions graves de la caisse et du tympan et aboutit à la surdité.

b. La surdité profonde, surdité hérédo-syphilitique, apparaît généralement aux approches de la puberté. Elle éclate brusquement en l'absence de lésions de l'oreille externe et moyenne, souvent consécutive à une kératite parenchymateuse.

Le début de son invasion peut être marqué par des vertiges, des tintements d'oreille, des bruits musicaux.

La surdité est bilatérale. La bilatéralité est tantôt simultanée, tantôt successive.

La nature des lésions n'est pas déterminée. Hutchinson tend à admettre une lésion du nerf auditif ou de ses ramifications dans le labyrinthe. Kipp voit, dans la bilatéralité des accidents, le signe d'une lésion du plancher du quatrième ventricule.

Le pronostic est grave. Le traitement spécifique, efficace dans la kératite parenchymateuse, ne guérit pas la surdité hérédo-syphilitique.

TABLE DES MATIÈRES

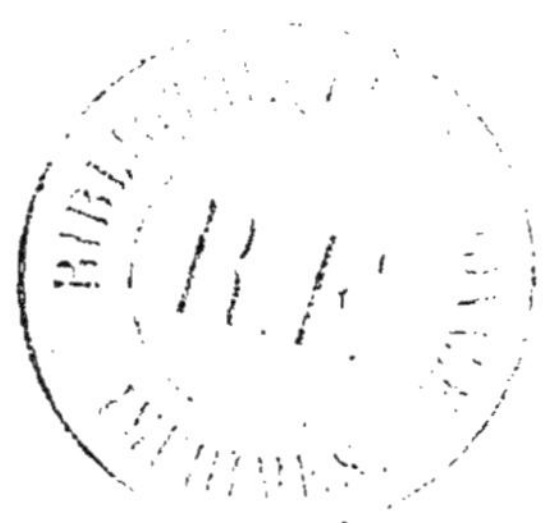

Paris. — A. Parent, imp. de la Fac de médec., A. Davy, successeur,
52, rue Madame et rue M le-Prince, 14.